腹膜后肿瘤 100 问

主编　冯翔　陈锐　张威

上海科学技术出版社

图书在版编目（CIP）数据

腹膜后肿瘤100问 / 冯翔，陈锐，张威主编. -- 上
海：上海科学技术出版社，2023.2
ISBN 978-7-5478-6015-1

Ⅰ. ①腹… Ⅱ. ①冯… ②陈… ③张… Ⅲ. ①腹膜后
肿瘤－问题解答 Ⅳ. ①R735.4-44

中国版本图书馆CIP数据核字（2022）第221144号

腹膜后肿瘤100问

主编　冯翔　陈锐　张威

上海世纪出版（集团）有限公司
上海科学技术出版社　　出版、发行
（上海市闵行区号景路159弄A座9F-10F）
邮政编码201101　www.sstp.cn
常熟高专印刷有限公司印刷
开本　889×1194　1/32　印张　5
字数　125千字
2023年2月第1版　2023年2月第1次印刷
ISBN 978-7-5478-6015-1 / R·2669
定价：48.00元

本书总结了腹膜后肿瘤患者及其家属迫切需要了解的 100 个问题，以一问一答的形式介绍了腹膜后肿瘤相关科普知识。书中针对腹膜后肿瘤获得完整病理诊断之前和获得具体病理诊断之后的两个阶段，分别阐述腹膜后肿瘤的基础知识、如何精准治疗腹膜后肿瘤、手术切除腹膜后肿瘤的相关事宜、腹膜后肿瘤的治疗新技术及常见腹膜后肿瘤的诊疗情况。

本书图文并茂，语言通俗易懂，可读性强，可作为腹膜后肿瘤患者和家属的科普读物。

上海长海医院腹膜后肿瘤诊疗团队简介

　　海军军医大学第一附属医院(上海长海医院)腹膜后肿瘤诊疗团队是为了解决腹膜后巨大肿瘤及泌尿系统进展期肿瘤等疑难疾病而组建,在医院和各科室的大力支持下,由泌尿外科、放疗科、病理科、麻醉科、骨科、影像科等多学科组成。现已完成2 000余例以手术为核心的综合诊疗病例,疗效显著,形成了"多、难、新"三大特色。

| 多 |

报道手术例数最多、多学科团队(MDT)齐备。年均完成近300例复杂疑难手术,形成国内最大的腹膜后肿瘤病例系列研究,发表国内最大规模病例报道。凭借多学科团队的精准医疗,腹膜后肿瘤术前术后诊断符合率达90%以上,位于国内领先水平。

| 难 |

完成一系列高难度、高风险的典型手术。收治患者多为体积巨大、血管及多器官侵犯、多次复发病例,三甲医院转诊率达95%,多器官联合手术率达30%,血管联合切除率达15%,患者来自全国28个省、市、自治区。

| 新 |

诊断技术新、手术方法新、治疗模式新。针对复杂疑难手术,通过"高精度三维重建",助力腹膜后肿瘤彻底切除,"血管先行"解剖实现教科书级腹膜后肿瘤切除术,"双侧入路、精准保肾"策略征服跨越主动脉的腹膜后巨大肿瘤,并在国内率先开展新辅助PD-1抑制剂治疗脂肪肉瘤的临床研究。

冯翔

医学博士,海军军医大学第一附属医院(上海长海医院)泌尿外科副主任,副教授、副主任医师。 1994年毕业于第二军医大学(现海军军医大学)军医系,2001年获外科学博士学位。2008年入选教育部"骨干教师出国培训计划",赴美国斯坦福大学医学中心学习1年,2011年在美国纽约大学Langone医学中心学习1个月。获军队医疗成果一等奖、教育部国家级教学成果二等奖、第二军医大学A级优秀教员、第二军医大学首届"金手术刀"奖。以第一作者在国内外发表论文30篇,主编专著2部。主攻复杂疑难的与血管关系密切的腹膜后肿瘤手术,提出了一套肿瘤累及下腔静脉的解剖路径、阻断平面、重建方法,并获得了丰富的经验。累计完成腹膜后肿瘤切除术近2 000例,其中三甲医院转诊比例达到95%以上,联合器官切除、联合血管切除及人工血管置换比例高。作为通讯作者完成国内目前最大规模腹膜后肿瘤临床报道,并在全国泌尿外科年会上报告,在"好大夫"网站"腹膜后肿瘤"疾病诊治医生中排名第一名,并多次获得"年度好大夫"荣誉称号。

陈锐

医学博士,海军军医大学第一附属医院(上海长海医院)泌尿外科副主任医师,专注于腹膜后肿瘤手术治疗,以及腹膜后软组织肉瘤的化疗、靶向和免疫治疗。担任国际泌尿外科学会(SIU)多中心研究委员会委员,中华医学会泌尿外科分会青年委员会转化学组副组长,《国际泌尿外科杂志》编委,受邀赴韩国首尔、瑞士伯尔尼、土耳其伊斯坦布尔、葡萄牙里斯本、澳大利亚墨尔本等多地交流,在国际泌尿外科学会年会、韩国泌尿外科年会等国际重要学术会议上发言。主持国家自然科学基金面上项目、青年科学基金项目各1项,中国博士后科学基金会特别资助项目、面上项目各1项,上海市自然科学基金1项,获上海科学技术委员会"青年科技启明星计划"支持,作为研究骨干参与国家重点研发计划1项。作为第一或通讯作者(含共同)发表SCI/ESCI论文30篇,被国内外权威杂志引用450余次。发表的论文被评为中国高水平科技期刊顶尖学术论文、全军优秀硕士论文、中华医学会百篇优秀论文、中华泌尿外科杂志年度优秀论文。

张威

　　海军军医大学第一附属医院(上海长海医院)泌尿外科主治医师、讲师。于2017年在第二军医大学获得医学博士学位,美国MD安德森癌症中心联合培养博士。近年来专注于泌尿系肿瘤及肾脏相关腹膜后肿瘤的微创治疗和基础研究,创建了泌尿外科微信科普公众号"小威说泌事"。现为中华医学会泌尿外科分会青年委员会科普学组委员,长海医院住院医师规范化培训导师。担任SCI期刊*Annuals of Translational Medicine*和《中华创伤杂志》青年编委。入选上海市青年科技英才扬帆计划和海军军医大学启航人才项目。先后主持国家自然科学基金等课题5项。作为第一或通讯作者(含共同)发表SCI论文27篇,获批国家专利7项,参编学术专著3部。获上海市医学科学技术奖二等奖1项,获2020年度人民网"人民好医生·优秀典范"奖。

编者名单

主　编　　冯　翔　陈　锐　张　威

编　者　　(按姓氏拼音排序)

曹　洁　海军军医大学第一附属医院泌尿外科 / 副主任护师

陈　洁　海军军医大学第一附属医院麻醉科手术室 / 护师

程　欣　海军军医大学第一附属医院泌尿外科 / 副主任护师

邓露露　同济大学附属东方医院病理科 / 主治医师

丁洁安　海军军医大学第一附属医院泌尿外科 / 主管护师

郭垣杉　石家庄人民医院泌尿外科 / 主治医师

花梅免　海军军医大学第一附属医院泌尿外科 / 主治医师

陆晓俊　同济大学附属第四人民医院泌尿外科 / 主治医师

马宏敏　海军军医大学第一附属医院麻醉科手术室 / 护师

孟　通　上海交通大学医学院附属第一人民医院骨科 / 副主任医师

孟宪丽　海军军医大学第一附属医院泌尿外科 / 主管护师

年新文　海军军医大学第一附属医院泌尿外科 / 主治医师

盛　夏　同济大学附属第四人民医院 / 副主任护师

盛　颖　海军军医大学第一附属医院麻醉科 / 副主任医师 / 副教授

施　挺　海军军医大学第一附属医院泌尿外科 / 主治医师

宋子健　上海交通大学医学院附属仁济医院泌尿外科 / 医师

王茂宇　海军军医大学第一附属医院泌尿外科 / 医师

王沈凡　海军军医大学第一附属医院泌尿外科 / 主治医师

吴涵潇　海军军医大学第一附属医院泌尿外科 / 主治医师

徐志鹏　山东第一医科大学第一附属医院泌尿外科 / 主治医师

阳青松　海军军医大学第一附属医院影像科 / 副主任医师 / 讲师

杨　宾　海军军医大学第一附属医院泌尿外科 / 医师

杨　悦　海军军医大学第一附属医院泌尿外科 / 主治医师

杨葛亮　上海医药临床研究中心 / 主治医师

赵宪芝　海军军医大学第一附属医院放疗科 / 主治医师

序

腹膜后肿瘤是大众比较陌生的一类疾病。被诊断为腹膜后肿瘤的患者，常常寝食难安，但又求助无门。由于目前尚无专门介绍腹膜后肿瘤的科普读物，大众对于这一疾病的认识不足，遇到这个疾病时不知道应该找哪个科室的医生看，不知道该接受什么样的治疗，也不知道该病对自己的健康有什么影响。

腹膜后肿瘤是对位于人体腹部腹膜后区域的一类肿瘤的总称，它既包括了良性的肿瘤，比如多数来自神经系统的肿瘤；也包括了恶性的肿瘤，例如软组织肉瘤和转移性的恶性肿瘤。腹膜后肿瘤的组成非常复杂，例如对于其中的软组织肉瘤来说，就有50多种病理类型，每一种病理类型的诊断和治疗也存在显著的差异。目前，腹膜后肿瘤最主要的治疗方式是外科手术，其次是化疗、放疗等治疗方法；同时对于一些进展非常缓慢的良性肿瘤，我们也可以采取密切监测的手段而暂时不进行治疗。

《腹膜后肿瘤100问》由冯翔教授领衔相关领域专家精心编著。本书针对腹膜后肿瘤的诊疗全程，提练出100个患者最关注的问题，图文并茂地展现了腹膜后肿瘤的诊断和治疗新技术。针对每一个问题，邀请了临床一线专家反复讨论和校稿，努力保证内容的科学性、专业性及前沿性。全书采用问答的形式，增强了吸引力和趣味性，条理清晰、通俗易懂、不失严谨。我认为这本科普书对于腹膜后肿瘤疾病的患者和他们的家属非常有帮助，同时对泌尿外科、普通外科等专业的青年医师进行科普宣教具有较高的参考价值。

衷心希望本书可以帮助到腹膜后肿瘤患者！

王林辉

上海市医学会男科专科分会主任委员

上海市医师协会泌尿外科医师分会会长

海军军医大学第一附属医院泌尿外科主任

2022年11月于上海

前言

腹膜后肿瘤是一类发生在腹膜后间隙内肿瘤的总称,包含多种病理类型,虽然发病率低于常见癌症,但近年来有明显上升趋势。腹膜后肿瘤位置深在、发病隐匿,大多没有显著临床表现,只有在肿瘤体积显著增大、累及或挤压周围脏器时才被发现。恶性的腹膜后肿瘤常常侵犯大血管及周围脏器,行根治性切除手术难度大、术后复发率高,加上普遍对放化疗不敏感,临床诊疗面临着重大挑战,对人民群众健康产生了严重危害。

我从事腹膜后肿瘤的外科治疗与研究已有二十年,积累了一些临床经验和治疗心得。特别在2017年,在医院和科室的支持下,我牵头成立了海军军医大学第一附属医院泌尿外科腹膜后肿瘤专病诊疗团队,专攻复杂、疑难、侵犯血管的腹膜后肿瘤。目前我们团队已完成了2 000余例腹膜后肿瘤病例的诊疗,取得了显著的疗效,有效地挽救了患者生命,帮助患者恢复健康,团队形成了"病例多、手术难、技术新"的诊疗特色,在上海申康医院发展中心公布的专病排名中名列前茅。

但是,我在临床诊疗过程中发现,大部分患者都是第一次听说腹膜后肿瘤,其中不少人更是辗转多家医院、走了不少弯路,才找到专业治疗腹膜后肿瘤的医生。同时,腹膜后肿瘤因瘤体巨大、毗邻结构复杂,往往需经过术中探查才能确定手术方案,患者和家属对这一疾病的不了解导致了医患沟通困难。因此,我深感出版一本腹膜后肿瘤科普书的迫切需要。此外,腹膜后肿瘤的治疗模式虽然正在飞速发展,但许多临床医师对于腹膜后肿瘤的诊疗仍存在较大的知识盲区。我也希望本书能帮助青年医师提高对腹膜后肿瘤的认识。

本书作者针对腹膜后肿瘤的诊疗流程、早期诊断、外科手术和综合治疗等几个方面，提练出100个备受关注的问题。这100个问题既连贯又独立，读者可以从头至尾顺序阅读，也可根据自身需求进行有针对性的阅读。

虽然作者对本书内容反复斟酌修改，但限于经验尚不够丰富，书中难免存在缺陷或不足之处，恳请广大读者和专家批评指正。

冯翔

2022年11月于上海

目录

腹膜后肿瘤基础知识

腹膜后肿瘤的诊断

手术切除腹膜后肿瘤

腹膜后肿瘤治疗新技术

常见腹膜后肿瘤介绍

腹膜后肿瘤
基础知识

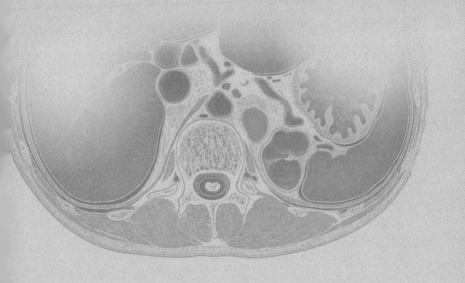

1 什么样的肿瘤叫作"腹膜后肿瘤"？

有许多人因为胃口差、肚子胀、不通气等原因到医院检查身体，或是身体没什么不舒服，去做健康检查时，影像学检查单上赫然写着"腹膜后肿瘤"五个大字。许多人看到"肿瘤"二字很恐慌，其实大可不必盲目悲观。"腹膜后肿瘤"中的一部分是良性肿瘤；而对于一部分恶性肿瘤，医生和科学家们也有越来越多的方法去对付它，帮助患者去战胜它。

实际上，很多全科医生在看到这样的检查报告时也略显茫然，不知道该如何向患者交代病情。想要为患者出谋划策，帮助他们一同抗击疾病，我们就应当首先了解清楚我们的对手到底实力怎样，我们手上又握有哪些治疗利器。

腹膜后肿瘤是一类肿瘤的统称。"腹膜后"是一个区域，这个区域在哪里呢？它位于人体腹部靠后，与腹腔内的肠子等器官之间由一层叫作"腹膜"的结构相分隔。所以说"腹膜后肿瘤"就是位于"腹膜后"的"肿瘤"。腹膜后腔是指位于横膈以下和盆膈以上，后壁层腹膜和腹横筋膜间的潜在间隙，是软组织肿瘤好发部位之一。

2 "腹膜后"到底在哪里？长什么样？

"腹膜后"这个词听起来很抽象，怎样才能更加直观地理解呢？如果把人的整个腹部看作是一栋房子的话，那么腹腔内的各种脏器就是房子内的各种家具、电器，而在外科手术中，打开腹腔，就可以看到胃、肠、肝、胆、脾等器官，那么"腹膜后"到底藏在腹部这个房子的哪里呢？

就像我们平时看不到房子里的地板和墙内设施一样，腹膜后组织其实就是隐藏在我们腹部的"地板下面、墙面里面"这一区域。虽然看不到房子的地板下面和墙面里面,但是我们都知道这里有负责支撑作用的黄沙、水泥、钢筋、砖块,也有保障我们生活的上水管、下水道、电线、网线,甚至还有地暖等重要的设施。对应到人体的腹膜后区域,这里的脂肪组织就是那黄沙,纤维组织就似那水泥,肌肉组织就好比钢筋,动脉就是热水管道,静脉就是凉水管道,输尿管如下水管道,而神经组织就像电线和网线(图1)。

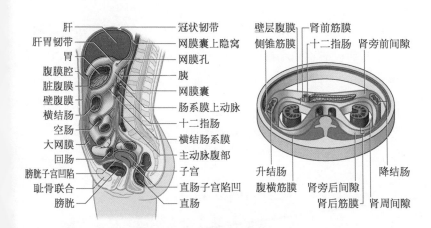

图1　腹腔和腹膜后解剖示意图

腹腔内的脏器,比如肝、胆、胃、肠,就好像家里的电视机、洗衣机一样,我们经常在使用,那么出现各种小问题的概率也就很高,而且一旦有了一些故障,我们也会很快地发现并进行修理。而房子地板下的水管周围的黄沙或是水泥出了问题,影响了局部水管的水流,但是用起来也不会有特别大区别,往往就容易被忽视。同理,腹膜后区域一是比较隐蔽,肿瘤长出来往往不会很快出现症状,从而没有被及时发现;二是即使出现点小问题,也不会明显影响人体的正常生理功能,很多患者没有当一回事,所以许多腹膜后肿瘤被发现时,体积已经相当大了。

那么除了"腹膜后肿瘤",有时候我们还会听到"后腹膜肿瘤"这个词,两者有什么区别呢?两者只是叫法不同,其实说的是一类疾病,根据全国科学技术名词审定委员会1998年公布的名词规范,推荐采用"腹膜后腔"和"腹膜后肿瘤"名称。目前多以"腹膜后肿瘤"作为更加通用的说法。

3 腹膜后肿瘤包括哪些类型?

既然说"腹膜后肿瘤"是一类肿瘤的统称,那么它都包括哪些肿瘤呢?其包括不同来源的恶性程度不同的很多种疾病,其中既有良性的,也有恶性的;既有可以暂时观察不用做手术的,也有发现时就已经是晚期而错失手术机会的;有些是从"腹膜后"区域的组织生长出来的肿瘤,而也有一些是从其他地方转移到"腹膜后"区域的(图2)。

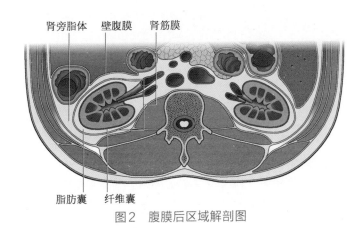

肾旁脂体　壁腹膜　肾筋膜

脂肪囊　纤维囊

图2　腹膜后区域解剖图

具体来讲,腹膜后肿瘤的类型如下。

(1) **腹膜后神经源性肿瘤**,"神经组织长的肿瘤",房子里的"电线"出了问题,如神经母细胞瘤、节细胞神经瘤、神经鞘瘤、神经纤维瘤、副神经节瘤。

（2）腹膜后脂肪源性肿瘤，"脂肪组织长的肿瘤"，房子墙壁里的"黄沙"出了问题，如脂肪瘤、脂肪肉瘤。

（3）腹膜后肌肉组织源性肿瘤，"肌肉组织长的肿瘤"，房子墙壁里的"砖块、钢筋"出了问题，如平滑肌瘤、平滑肌肉瘤、横纹肌肉瘤。

（4）腹膜后纤维组织源性肿瘤，"纤维组织长的肿瘤"，房子墙壁里的"水泥"出了问题，如纤维瘤病、炎性肌纤维母细胞性肿瘤、纤维肉瘤等。

（5）腹膜后间质瘤，如胃肠间质瘤。

（6）腹膜后脉管淋巴源性肿瘤，房子里的"地暖或者其他管道"出了问题。

（7）腹膜后胚胎源性肿瘤。

（8）其他器官转移来的肿瘤以及其他少见的肿瘤。

（9）长在腹膜后区域器官上的肿瘤（肾脏、肾上腺、胰腺等），在手术前也可能有与腹膜后肿瘤类似的表现。

总的来说，腹膜后肿瘤只是一个区域内肿瘤的统称，具体是什么肿瘤，有些可以通过多种影像学检查或是在手术之前穿刺活检以明确，但是大多数肿瘤在术前只能获得一个初步诊断，最终诊断往往需要依靠术后病理。

因此，当看到报告单上"腹膜后肿瘤"几个字时，切莫惊慌。应当向了解腹膜后肿瘤的专科医生寻求帮助，进一步完善检查或手术，以明确肿瘤病理类型，确定个体化的治疗方案。

4 腹膜后肿瘤多见吗？发病率高吗？

腹膜后肿瘤，占所有肿瘤的0.1% ～ 0.2%，其中70% ～ 80%是恶性的，也有小部分的是良性增生和炎症性疾病。

相比于最常见的肺癌、肝癌、胃癌、肠癌、乳腺癌、甲状腺癌等，腹膜后肿瘤的发病率的确比较低。原因如前所述，即我们身体这个大房子里的各种电器和家具，正是因为它们使用频繁，因此也更容易出现各种问题。而房子墙壁、地板里的各种水电管道、水泥钢筋，只要建成时质量过硬，很少出现问题。如此说来，是不是就能理解为什么腹膜后肿瘤的发病率比较低了？

虽有文献曾报道腹膜后占位的不同类型肿瘤的情况，为我国的医生和患者提供了参考，但是由于这些研究大多样本量有限，且很多肿瘤类型并无涉及或仅有个别几例，借鉴意义有限。

笔者前期依据对上海长海医院6年内接受手术的566名"诊断为腹膜后肿瘤/占位"患者的分析，展示了目前大型三甲医院腹膜后肿瘤治疗团队的腹膜后肿瘤疾病谱，是我国单中心最大规模的此类报道。

根据我们前期积累的数据分析，这566名患者中诊断为肉瘤的有157例，其中去分化脂肪肉瘤27例，高分化脂肪肉瘤22例，黏液样脂肪肉瘤17例，多形性脂肪肉瘤5例，平滑肌肉瘤29例，胃肠道间质瘤18例，低分化肉瘤7例，纤维肉瘤及恶性纤维组织细胞瘤6例，滑膜肉瘤6例，孤立性纤维瘤6例，软骨肉瘤1例，其他恶性肿瘤12例。最终诊断为神经来源性肿瘤的有143例，其中副神经节瘤64例，神经鞘瘤48例，神经节细胞瘤24例，纤维神经瘤3例，肾上腺来源嗜铬细胞瘤形成的腹膜后占位3例，恶性神经鞘瘤1例；最终诊断为淋巴瘤的有41例；最终诊断为淋巴细胞增生性相关病变的有36例，其中Castleman病16例，IgG4相关性肿瘤8例，炎性病变6例，淋巴细胞增生性病变4例，腹膜后纤维化2例；此外，转移性肿瘤有115例，其中原发肿瘤来源不清楚的恶性肿瘤21例，肾上腺皮质来源11例，肾脏来源、尿路上皮来源、妇科器官来源恶性肿瘤各10例，其他来源53例；其他罕见良性肿瘤50例；其他罕见恶性肿瘤24例（图3）。

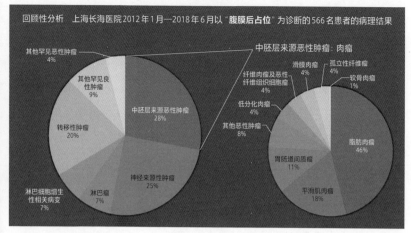

回顾性分析 上海长海医院2012年1月—2018年6月以"**腹膜后占位**"为诊断的566名患者的病理结果

图3 上海长海医院以"腹膜后占位"为诊断的566名患者的病理结果

腹膜后软组织肉瘤,是腹膜后非转移性肿瘤中最主要的部分,本组中腹膜后软组织肉瘤占所有腹膜后肿瘤的27.74%。在构成方面与文献报道类似,其中脂肪肉瘤(12.72%)仍是占比最高的软组织肉瘤,其次是平滑肌肉瘤(5.12%)、胃肠道间质瘤(3.18%)、滑膜肉瘤(1.06%)等。其中脂肪肉瘤构成比是:高分化脂肪肉瘤(30.56%)、去分化脂肪肉瘤(37.50%)、黏液样脂肪肉瘤(23.61%)、多形性脂肪肉瘤(6.94%)。与国外文献报道相比,高分化脂肪肉瘤的占比偏小,黏液样脂肪肉瘤的占比偏大,其余两种亚型的脂肪肉瘤占比相似,这可能是因为本中心患者大多由其他三甲医院转诊而来,而手术难度较小的高分化脂肪肉瘤多在前一级医院中得到了治疗,故转诊而来的患者较少。脂肪肉瘤预后很差,其侵袭性与病理亚型关系密切,比如高分化脂肪肉瘤与去分化脂肪肉瘤的5年生存率分别为83%和20%。平滑肌肉瘤占腹膜后软组织肉瘤的第二位,与相关文献报道无差异。有文献报道,血管起源的腹膜后平滑肌肉瘤比其他器官起源的平滑肌肉瘤的生存情况更差(前者中位生存时间为2.1年,后者为7年)。

本研究对神经来源性肿瘤(25.27%)的构成类型进行了阐述。腹膜后神经来源性肿瘤中最常见的是副神经节瘤(11.31%),其次是神经鞘瘤(8.48%)、神经节细胞瘤(4.24%)等。副神经节瘤是一种神经内分泌肿瘤,在本组中占比高于相关报道。此外,在神经来源性肿瘤中占比较高的还有神经鞘瘤,该病在腹膜后肿瘤中的占比与国内相关文献报道的值非常接近。与此同时,本组恶性神经鞘瘤仅占0.18%,远低于相关文献报道的6.25% ～ 6.96%。

本组腹膜后占位中有相当比例的转移性肿瘤,占本组全部患者的20.32%。肾上腺皮质来源、肾细胞癌来源、尿路上皮来源和妇科器官来源在其中占主要部分且它们的占比相似。

本组最终诊断为淋巴瘤的腹膜后肿瘤占7.24%,与相关文献报道类似。本组淋巴瘤均以腹膜后肿块为首发症状。由于部分腹膜后淋巴瘤位置深在且与主动脉、下腔静脉及其属支关系密切,难以进行淋巴结活检,给临床诊断带来很大困难。腹膜后淋巴瘤通常会浸润周围脏器,外科手术带来的收益很有限,化疗是治疗该病的首选治疗方法。影响腹膜后淋巴瘤预后的主要因素是它的病理类型和临床分期。据报道,间变细胞淋巴瘤、滤泡性淋巴瘤等亚型预后差,霍奇金淋巴瘤预后较好,而弥漫大细胞淋巴瘤则异质性较大。

本组腹膜后肿瘤中,与炎症相关的占位也占据了一定比重(6.36%),如Castleman病(2.83%)、淋巴细胞增生性病变(0.71%)等。Castleman病在病理上分为血管型和浆细胞型两种亚型,前者更为常见。本组Castleman病的占比较相关报道(0.91%)高,可能原因为腹膜后Castleman病既无特征性的临床症状,也无指向性的实验室、影像学检查表现,临床上不易确诊。Castleman病的预后与其分型关系甚大,单中心型通过手术或放疗可以痊愈或完全缓解,预后较好;而多中心型目前无有效治疗措施,预后很差,中位生存时间仅为2.5年。

腹膜后肿瘤的病因是什么？它会遗传和传染吗？

腹膜后肿瘤的病因尚不完全清楚。人体"房子"中的电器和家具出现问题较容易找到原因，比如电器使用得太过频繁、家具使用得比较暴力等，但是房子墙面里的电线出了问题，地板下的水管出了问题，通常不太好找到明确的原因。但是科学家和临床医生还是掌握了一些蛛丝马迹，目前已知的潜在危险因素有暴露于物理射线、某些化学试剂、少数致病病毒、人体免疫系统异常及遗传因素等。

（1）**物理因素**：人体这座房子接受了过多的阳光暴晒，或者是由于放射线的照射，老化得就更快，也更容易发生一些原本不会出现的问题。放射线接触可能导致人体的基因异常，进而诱发或促进肿瘤发生发展。有研究报道了在接受放疗的人群中，有0.03% ~ 0.8%的患者出现了肉瘤生长，常见的病理类型包括恶性纤维组织细胞瘤、纤维肉瘤、血管肉瘤等，且多数肉瘤恶性程度高，患者预后不佳。

（2）**化学因素**：有研究显示，环境致癌物苯氧乙酸、氯酚和部分农业化学污染物可能与脂肪肉瘤的发生发展有关。房子受到了很多有毒气体的污染，或者被很多农药、化学试剂所包围，墙体、家具、管道等也就更容易出现老化、泄露甚至坍塌。苯氧乙酸常被用作除草剂、杀菌、杀虫剂等的中间体，它可以通过抑制人体免疫系统而增加机体罹患肿瘤的风险；氯酚常被用作染料、农药的原料及中间体，人体通过皮肤接触水和空气中的氯酚，增加患病风险。因此，有相关职业暴露的人群一定要做好自身防护工作，并定期进行全面的健康检查（图4）。

（3）**遗传因素**：部分病理类型的腹膜后肿瘤受遗传因素影响较大，此类肿瘤常有家族群发现象。我们盖房子的时候，图纸本身就存在问题，也就是人体的基因存在问题，如果按照这个图纸盖的房子，很

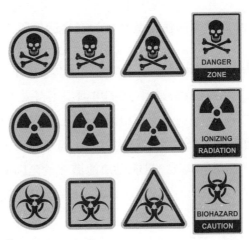

图4　毒性物质、放射线、生物毒性物质标志

容易出现某一些毛病。神经纤维瘤病就是一个典型例子，它属于常染色体显性遗传病，由在胚胎发育过程中外胚层的组织发育异常所致，主要累及皮肤、周围神经和中枢神经系统。而腹膜后间隙内有大量神经分布，因此也是神经纤维瘤病的好发部位。神经纤维瘤病1型的致病原因是17号常染色体的部分位点缺失，致使人体不能产生神经纤维瘤蛋白，而它是可以减缓细胞增殖的一种肿瘤抑制因子。神经纤维瘤病2型的致病原因是22号常染色体的部分位点缺失，致使人体不能产生施万细胞瘤蛋白，而它的作用机制尚不明确，可能在细胞内外信号传导系统中发挥作用。此外，有研究报道了少量脂肪肉瘤家族聚集性案例，因而推测有恶性肉瘤家族史的个体更易罹患脂肪肉瘤。但由于文献报道及遗传学方面的研究较少，脂肪肉瘤发病的遗传相关因素并不明确。

（4）其他因素：主要包括免疫抑制、病毒感染、缺氧、外伤等因素。像人体这座房子受到了白蚁的侵蚀（病毒感染），或者是房子的维修队纪律松散（免疫抑制），或者是房子被暴力破坏（外伤），没有得到很好的修缮而继发了一些问题。

由于腹膜后肿瘤藏得非常深,因而大部分在早期并无明显的症状和体征。地板下的黄沙和管道出了问题,黄沙的体积变得很大,但它们在地板下面,我们看不到摸不着,同时也由于早期改变并不影响我们在房子里面的正常生活,即早期症状不严重,而到肿瘤长到比较大的时候,才会出现影响房子使用的情况。少部分患者可以有腹痛、腹胀等表现,但由于这些症状并无特异性,所以常常被误认为胃病、胆囊疾病等,而未得到及时诊断。大部分腹膜后肿瘤的早期发现均是依靠例行体检,但是腹膜后这个部位并非常规的检查范围,因而造成了许多腹膜后肿瘤发现时就已经体积巨大这一困境。

腹膜后肿瘤到后期,其膨胀性生长的特点可以使其非常巨大而仍旧无明显症状。更有甚者,在健康知识普及不够的地方,很多人的腹膜后肿瘤长大了,肚子鼓起来了,患者只是觉得自己发胖了,也不当回事,却未曾想到是肿瘤在作怪(图5)。

但有些患者会表现出各种各样的症状,这是为什么呢?腹膜后肿瘤虽然不是腹部任何一个器官上长出来的肿瘤,但是它周围是各种腹腔器官,有属于消化系统的胃、肝、小肠、结肠,属于泌尿系统的肾脏、输尿管、膀胱,属于女性生殖系统的子宫、卵巢,背部还有脊柱、肋骨、两侧的腰大肌等,这就意味着它有可能碰到腹部的任何器官。如果这个肿瘤长在上边,它有可能与肝脏黏得很

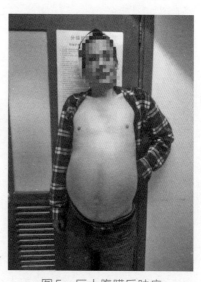

图5 巨大腹膜后肿瘤

紧，也可能与脾脏黏得很紧，也可能把胰腺顶起来了。腹膜后区域走行着两根人体非常重要的大血管，一根是腹主动脉，一根是下腔静脉。腹主动脉是保证人体腹部脏器及下肢的供血，下腔静脉则是确保这些血液能够回流到心脏，它们都有可能会被腹膜后肿瘤侵犯。同样的，腹膜后肿瘤也会侵犯小肠、结肠、肾脏、输尿管等器官。

等到腹膜后肿瘤变得很大的时候，它可能会引起这些器官的相应症状。压迫和刺激胃可产生饮食后上腹部饱胀、恶心、呕吐；压迫小肠可引起阵发性脐周腹痛、腹胀；刺激直肠可导致排便次数增多、里急后重，甚至肿瘤向肠腔溃破而引起便血；压迫输尿管可引起肾盂积水，双侧同时长时间受压可出现尿毒症；刺激膀胱可产生尿频、尿急，甚至血尿；压迫静脉和淋巴管阻碍回流时，可引起下肢水肿、腹壁静脉扩张、阴囊水肿、精索静脉曲张等症状；向后压迫脊柱，可能会引起背痛。当肿瘤因体积巨大而发生瘤内出血、坏死时，可出现剧烈疼痛，伴有发热。

有激素分泌功能的腹膜后肿瘤，可以影响血压或者血糖。如嗜铬细胞瘤，因能分泌儿茶酚胺类物质，可出现阵发性高血压。巨大的纤维组织肿瘤可分泌胰岛素类物质，引起低血糖症状。有的罕见的功能性间叶瘤可引起肿瘤相关低血磷性抗维生素 D 骨软化症。

7 腹膜后肿瘤的治疗效果如何？

一听到腹膜后肿瘤这个诊断，会让许多临床医生（不管是内科还是外科）望而生畏，其早期症状隐匿，出现症状时肿瘤体积巨大，牵涉脏器多，处理起来非常棘手。

房子里面沙发不好用了，我们请木工师傅修补一下，可以继续使用；房间里空调不好用了，可以请修空调的师傅来修理，调节和补充一下需要的材料。这些操作都不会影响到周围的家电，更不会影响到地板下面和墙里面，因此相对好治疗。而家中地板下面的黄沙出现问题，就麻烦多了。

首先，是维修的时候会牵涉到周围的家电和家具。我们需要把家具移出去，把地板撬开来，把出问题的黄沙拿出来，再把这些家具放回原位。由于我们人体器官并不能真的像家具一样说推出来就推出来，而且墙面上要是还钉着一些家电和家具，拆卸或是搬运过程中就有可能会损伤这些家电和家具。这样看来，如果腹膜后肿瘤的性质不好、跟周围组织的界限不清晰，治疗起来的确比较难，可能不得不同时将其他器官一并切除，治疗的效果可能不是很理想。

其次，是维修的时候很难把握范围。黄沙出了问题，我们很难凭肉眼来判断到底哪里的黄沙出问题，出问题的黄沙又有多少。如果采取比较保守的处理方法，可能会残留一些有问题的黄沙；而如果太激进了，又可能处理掉了一些原本没有问题的黄沙，去除这些黄沙本身也倒是没有什么，但是我们不能忘了这些黄沙要是都弄走的话，那么地板和地板上的家电家具就要受到牵连了，甚至要一起处理掉，腹膜后肿瘤的治疗存在着一样的困境。另一方面，无论怎么样进行施工，我们都很难把地板下和墙面里的所有黄沙、水泥、钢筋全都处理掉，因此腹膜后肿瘤在接受第一次治疗后，复发的概率很高。所以腹膜后肿瘤的治疗效果，总体上不如内脏器官来源肿瘤的治疗效果好。

8 腹膜后肿瘤应该怎么治疗？

针对腹膜后肿瘤的治疗策略，一言以蔽之，就是以手术为主的综合治疗，手术是患者获得潜在治愈的最佳机会。为什么说外科手术切除是当前腹膜后肿瘤最主要、最有效的治疗方法呢？这得从两方面来说，一方面是出于治疗措施的无奈，因为传统的放、化疗对于大部分病理类型的腹膜后肿瘤来说没什么效果；另一方面是因为肿瘤的自身特点,腹膜后肿瘤大多在局部生长而不容易转移,有些肿瘤长到直径30多厘米时,患者仍旧可以活动、走路和吃饭,这就给了外科医生机会,使通过外科手术切除成为可能(图6)。

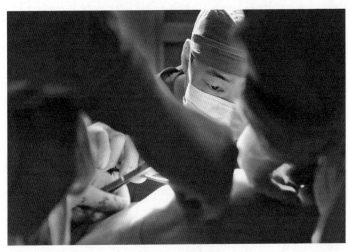

图6　手术治疗

　　决定腹膜后肿瘤患者治疗效果及生存情况的主要因素是肿瘤的病理类型,良性肿瘤手术切除后就基本实现了治愈;恶性肿瘤存在着复发转移的风险,必须密切随访复诊。而影响恶性腹膜后肿瘤治疗效果的因素可以分为治疗手段和肿瘤特征两方面。治疗手段方面,腹膜后肿瘤能否通过外科手术完全切除与患者的预后有着明显相关性。国外410例腹膜后肿瘤报道显示2年、5年、10年的总体存活率分别为56%、34%、18%,完全切除者分别为81%、54%、45%,不完全切除者为35%、17%和8%,显示完全切除者的存活率明显高于不完全切除者。上海长海医院的经验是,良性腹膜后肿瘤完全切除后5年生存率能达到80%～90%;而恶性的腹膜后肿瘤完全切除后,5年生存率有50%～60%,如果不能完全切除,5年后的生存率仅有20%左右。肿瘤特征方面,患有同一种恶性腹膜后肿瘤的患者总体生存率还因肿瘤的组织学分级差异而不同。一项针对手术完全切除肿瘤患者的研究显示，低度恶性腹膜后肉瘤10年生存率为42%；高度恶性腹膜后肉瘤患者的预后差得多，完全切除后5年生存率仅为24%，10年生存率为11%。

腹膜后肿瘤中除淋巴瘤和生殖源性腹膜后肿瘤外，大部分对化疗反应性差，但是某些特定病理类型的肿瘤确实可以通过药物治疗来实现肿瘤的长期控制。举一个典型的例子就是腹膜后恶性间质瘤，目前有一种非常有效的药物，叫格列卫，它就是电影《我不是药神》里的药物原型，作为恶性间质瘤的靶向药物，它对控制这类肿瘤的效果是相当不错的。但是，由于腹膜后肿瘤异质性高，对药物的反应也各不相同，有的相当敏感，有的却毫无效果。但是办法总比困难多，随着基因检测分析技术的不断完善，越来越多新型靶向药物及免疫治疗药物的涌现，基因检测的结果往往能指引我们找到克制肿瘤的良方。

在未来，针对腹膜后肿瘤的治疗一定是和其他肿瘤一样，并不能靠单一的手术切除来解决问题，一定是多种措施相结合的综合治疗策略。

9 腹膜后肿瘤手术到底难在哪里？

尽管外科手术切除是当前腹膜后肿瘤最主要、最有效的治疗方法，但是其手术难度非常高。主要的难点包括：第一是它有可能累及腹膜后大血管，那么手术中就必须把肿瘤和血管之间分开，甚至有一段血管被肿瘤侵犯而不得不切除，在这过程中极有可能导致大血管破裂而大出血，所以在术前常常会需要准备2 000 mL甚至更多的血液备用。第二是它可能涉及多个脏器，需要联合多脏器切除，有些甚至在术前无法通过影像学检查准确评估，需要手术医生在术中根据实际情况随时改变手术方案和策略,这也需要外科医生兼具胃肠外科、肝胆外科、泌尿外科等多学科技术。第三是腹膜后肿瘤术后的并发症多,包括术后再出血、消化道瘘、尿瘘、肺部及腹腔感染等,患者需要的营养支持、围手术期护理也比一般的手术要复杂得多。近年来,腹膜后肿瘤相关外科技术取得了巨大的进步,如大血管的移植技术等;腹膜后肿瘤的新治疗方法也在不断探索,如腹膜后肿瘤的射频消融、冷冻消融等能量治疗技术。

10 腹膜后肿瘤会转移和复发吗?

　　腹膜后肿瘤有良性和恶性之分。良性肿瘤一般不会发生转移和复发。而恶性肿瘤的转移与否主要取决于肿瘤病理类型,不同于我们常常听说的肺癌、肝癌较易发生远处脏器转移,腹膜后肿瘤以膨胀性生长为主,很少有远处转移。即使发生转移也多为局部侵袭或种植转移,较少有远处转移。

　　腹膜后肿瘤在手术后最大的风险就是局部复发。尽管肉眼上许多腹膜后恶性肿瘤能获得完整的手术切除,甚至术后病理切片检查也显示手术切缘无肿瘤残存,但仍存在较高的术后复发率,文献报道复发率高达49% ～ 88%,复发中位时间为1.3年。复发肿瘤的病理类型与原发肿瘤相同,不过肿瘤每次复发后恶性程度逐渐增高,生长速度明显加快,复发间隔时间越来越短。

　　腹膜后肿瘤较易复发主要与下列因素有关。

　　(1)肿瘤自身的特征是影响术后是否复发的首要原因。根据上海长海医院566例腹膜后肿瘤病理样本统计,原发性腹膜后肿瘤复发的病例中脂肪肉瘤最多见,其5年复发率高达84%,其次为平滑肌肉瘤、恶性纤维组织细胞瘤等。术后肿瘤复发时间在术后1 ～ 10年不等,恶性程度高者多在术后2年内复发。如果首次切除到第二次切除之间的间隔小于6个月,则患者在第二次手术后会很快复发。有研究发现,大多数脂肪来源的腹膜后肿瘤,无论其良恶性,都存在不同程度的染色体异常,包括基因突变和扩增,这些显著的分子遗传学特点决定了其具有不可避免的复发性与多发性。

(2)首次外科手术肿瘤切除不彻底。除去肿瘤自身的特征之外,首次外科手术时肿瘤是否切除彻底也是影响术后是否复发的重要因素。腹膜后肿瘤周围有诸多腹腔及盆腔重要脏器,肿瘤较易包绕或侵犯脏器组织,术中因保全邻近脏器结构需要,无法切除足够的安全边界。腹膜后肿瘤往往发现时体积巨大,术中操作如挤压、止血、切除等导致肿瘤破裂而发生种植;加之个别肿瘤呈分叶状生长,术中存在部分肿瘤残留风险。此外,腹膜后肿瘤所在的腹膜后间隙内有诸多血管穿行其中,神经和淋巴管网交错密布,肿瘤可以沿其周围淋巴管、血管向邻近组织浸润,即使完全切除肿块也可能有肉眼不可见的肿瘤细胞残留。

因此,腹膜后肿瘤切除术后的患者应进行严密随访。尽管目前尚无明确的随访期限和间隔时间,最新的中国腹膜后肿瘤诊治专家共识认为:建议腹膜后肉瘤术后每3个月随访评估1次,2年以后建议每6个月进行1次随访评估,5年以后每年随访评估1次。

11 有什么办法可以预防腹膜后肿瘤?

说到预防腹膜后肿瘤,其实没有什么特效方法,但是并不意味着我们什么都不能做。世界卫生组织(World Health Organization, WHO)认为40%以上的恶性肿瘤是可以预防的。肿瘤预防的一般性原则和方法同样适用于腹膜后肿瘤的预防,具体包括通过远离肿瘤发病相关的各种环境风险因素、改变不良生活方式、适当的运动、保持精神愉快,以及针对高危人群采用一定的医学筛查和干预来降低肿瘤的发病风险。恶性肿瘤的发生除去基因因素外,是人体与外界环境因素长期相互作用的结果,因此肿瘤预防应该贯穿于日常生活中并长期坚持。而我们要做的有两点:一是保持良好的生活习惯和健康的饮食结构;二是规律规范的健康检查,即便是肿瘤,早发现、早治疗,患者也可以获得长期生存。

首先,我们来看看如何不得肿瘤。想要不得肿瘤,我们就得从以下几方面做起:一是要保持适当的锻炼,防止肥胖;二是要有科学合理的膳食,不吃变质的食物,均衡人体所需的糖类、脂肪、蛋白质三大营养物质,以及各种维生素、微量元素;三是要保持良好的心态,长期的不良情绪可能是一种促癌剂,降低人体的免疫力(图7、图8)。

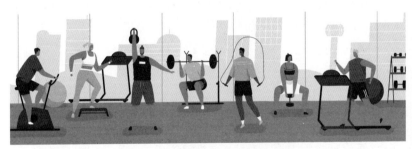

图7　适当锻炼有利于远离肿瘤

其次,我们要做到早期发现肿瘤,只有越早期发现才能早期治疗,才有可能实现临床治愈。大家在体检时,不能只做肝脏、肾脏的B超,最好的检查方式其实是腹部CT平扫。现在一些经济条件好的单位和商业体检,开始更多用胸部CT检查胸部和肺脏,我们也建议有经济条件的单位和个人每隔几年做一次腹部CT平扫。此外,若是有腰腹部钝痛或是胀

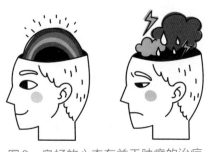

图8　良好的心态有益于肿瘤的治疗

痛不适时,应警惕腹膜后肿瘤的可能,尽早到医院检查。

12 **得了腹膜后肿瘤应该到哪个科室就诊?**

肚子不舒服,去看消化内科或者普通外科;泌尿系统不舒服,去看泌尿外科;头痛去看神经内科、神经外科;心脏不好,去看心内科或心脏外科。而体检或者腹部不舒服,去医院看病被诊断为"腹膜后肿瘤",这该去哪个科室看呢?毕竟没有一个科室叫腹膜后肿瘤科呀(图9)!

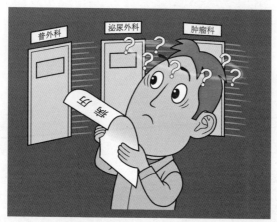

图9 到底应该挂哪个科?

目前腹膜后肿瘤主要是由普外科(包括胃肠外科、肛肠外科、胰腺外科及肝胆外科)、泌尿外科、血管外科、妇科等医生治疗。胃肠外科医生更擅长侵犯肠道的腹膜后肿瘤,他们经常在胃肠区域进行手术,对这一部分解剖更熟悉;肛肠外科医生更熟悉结肠和盆腔的解剖,因此也更擅长位于结肠附近、盆腔内的腹膜后肿瘤;泌尿外科医生的"地盘"其实都在腹膜后区域,比如说泌尿系统的器官——肾脏、输尿管、膀胱都在腹膜后,因此他们对腹膜后肿瘤也有很多涉及(图10);

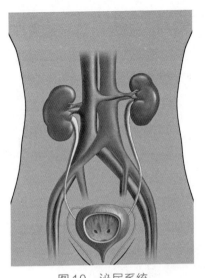
图 10 泌尿系统

而血管外科医生主要是指那些具有开放血管外科手术经验和能力的医生,这些医生对腹膜后大血管的走行具有非常深的了解,并且对于侵犯大血管的肿瘤具有非常丰富的经验,可以说是那些侵犯血管的疑难腹膜后肿瘤的专家;胰腺和肝胆外科医生,由于从事的胰腺和肝胆手术难度非常高,需要非常高的手术基本功,对于胰腺和肝胆附近区域的腹膜后肿瘤,他们具有得天独厚的优势。

由此可见,多个学科的外科医生都对腹膜后肿瘤有一定的了解,也擅长不同特点的腹膜后肿瘤。因此,最好是一个医生或者一个团队里面的医生具有各个不同学科的基础。例如,冯翔教授早年工作于普通外科中的胃肠外科、肝胆外科,后续进行了血管外科学习并成为血管外科专家,近年来被医院抽调到泌尿外科成立腹膜后肿瘤专业团队,因此技术更加全面,能够治疗的腹膜后肿瘤类型和范围也更广。其团队也非常重视年轻医生的多学科技能培养,常规派医生到相关科室轮转,也邀请相关科室年轻医生到团队学习和交流。

同时,随着医学界对腹膜后肿瘤特别是腹膜后软组织肉瘤的认识不断加深,大家达成了一个共识:腹膜后软组织肉瘤的治疗需要一个多学科团队。不仅是外科医生要有不同学科的背景和基础,同时需要肿瘤内科、病理科、影像科、放疗科、精准医学专业的专家一起进行研究和决策。这一"多学科团队"被称为"MDT",在当今已经成为腹膜后肿瘤,特别是恶性腹膜后肿瘤治疗的一个重要模式。本书的编者既有来自普通外科、泌尿外科的外科医生,也有来自影像科、病理科的专业人员为我们明确诊断并指引打击方向，也有放疗科、肿瘤内科、精准医学专业人员，为我们的外科治疗辅助以各种全身性、局部性或者精准性的打击武器（图11）。

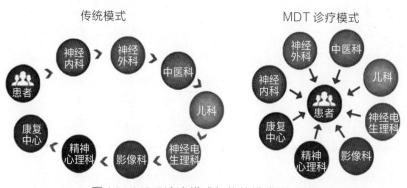

图11 MDT诊疗模式与传统模式的区别

腹膜后肿瘤
的诊断

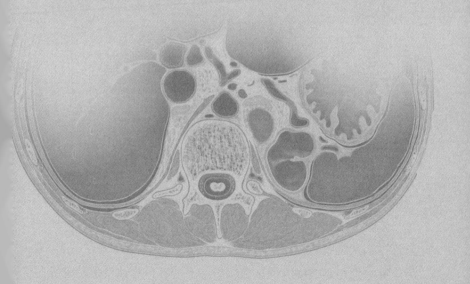

腹膜后肿瘤是如何被确诊的?

当我们通过症状或者体检发现腹部有肿块,接下来面对的问题就是如何明确肿瘤来源和肿瘤的病理性质? 目前 CT(计算机断层扫描)、MRI(磁共振)在医学发展中起到重要作用,同样,腹膜后肿瘤首选的检查也是这两种,而具体选择哪一种则由医生根据患者病情选择(图12)。影像学检查可以较准确地告诉我们肿瘤是否来源于腹膜后、与周围组织的关系,并且可以根据不同组织类型的肿瘤影像学特点初步判断肿瘤的可能病理性质,这对后续的治疗至关重要。

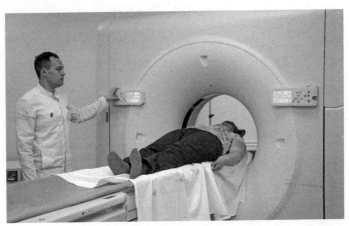

图12　CT检查

需要注意的是,影像学检查并不能够百分百地确定患者的肿瘤性质。肿瘤的最终确诊则需要病理学诊断。什么是病理学诊断呢? 其实就是我们说的肿瘤穿刺组织或者切除的肿瘤送去给病理科做切片,在显微镜下观察而判定肿瘤组织来源。区别于影像学检查,病理学检查可以明确腹膜后肿瘤是起源于神经组织、纤维组织还是脂肪组织,因不同组织在显微镜下的染色和形态不同。有些肿瘤在显微镜下难以区分,病理科医生还可以根据肿瘤特有的一些分子即通过免疫组织化学技术来确定诊断。

14 肿瘤标志物对腹膜后肿瘤有没有意义？

肿瘤标志物是指比较特征性的存在于恶性肿瘤细胞，或由恶性肿瘤细胞异常产生的物质，或是宿主对肿瘤的刺激反应而产生的物质，并能反映肿瘤发生、发展，监测肿瘤对治疗反应的一类物质。

肿瘤标志物存在于肿瘤患者的组织、体液和排泄物中，能够用免疫学、生物学及化学的方法检测到（图13）。比如我们常见的癌胚抗原（CEA）、前列腺特异抗原（PSA）、甲胎蛋白（AFP）等均是肿瘤标志物，他们对于疾病的诊断存在一定意义，一些特异性强的肿瘤标志物甚至可以确定某个肿瘤的诊断，比如肝癌、前列腺癌、胰腺癌等都有相应的一些肿瘤标志物。

而腹膜后肿瘤很少引起常见的肿瘤标志物的升高，临床上缺乏特异的肿瘤指标。少数神经内分泌来源的肿瘤可以引起一些标志物的升高（如神经母细胞瘤表达神经元特异性烯醇化酶NSE），但其准确性仍缺乏足够的依据。此外，一些有功能的腹膜后肿瘤可以引起生化以及一些激素水平的改变，比如神经内分泌细胞来源的肿瘤可以引起去甲肾上腺素、醛固酮激素等的升高。但这些肿瘤标志物均不能作为腹膜后某一种肿瘤的诊断依据。综合来看，肿瘤标志物对于腹膜后肿瘤的意义很小，腹膜后肿瘤的诊断目前缺乏有效的肿瘤标志物。

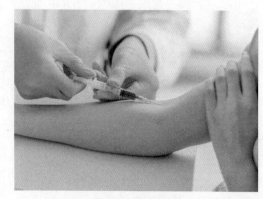

图13　抽血化验

哪些影像学检查可以用来诊断腹膜后肿瘤？

原发性腹膜后肿瘤多数无特征性临床症状，单纯依赖临床定性困难，结合影像学检查对其诊断和治疗有重要指导意义。

（1）超声：实时超声成像可行多轴面成像检查，有助于明确肿瘤成分为囊性、实性或囊实性；改变患者体位探查，可观察肿块的移动度等，具有操作简便、价格低廉的优点。不足之处在于分辨力有限，检查易受肠气、内容物及操作者经验的影响；而且超声不能显示肿瘤的全貌，扫描断面过分灵活亦不利于复查对比。

（2）CT：很多人可能对CT检查比较陌生，打个简单比方，常规X线检查就好比我们用相机拍照，只能看到一个重叠的平面图像。而CT实现了在不破坏人体任何组织的情况下对人机体内部进行断层拍照，这样的检查方式大大提高了我们对腹膜后肿瘤诊断的正确率。目前我们最常用的多层螺旋CT（MSCT）具有扫描覆盖范围广、速度快、各向同性及多方位重建等强大功能，可以更好地显示腹膜后肿瘤的起源及与邻近结构的关系，同时还可以配合CT造影剂进行增强扫描，评估肿瘤血供情况。其不但可以评价原发灶的情况，且有助于发现肝脏及腹腔内转移灶，还可清晰显示周围骨质有无受累，具有典型征象者还可提示肿瘤的组织来源，是评价腹膜后肿瘤最有价值的方法之一，已经在临床工作中被广泛应用。

（3）MRI：MRI在原理上和CT完全不一样，CT为组织的密度对比，而现在临床运用的MRI是氢质子成像。科学研究表明，人体大部分是由水构成的，据估计，成年人体内水占体重的60% ～ 70%，平均为62%；胎儿时期为90%；婴儿为80%以上；老年为60%以下。大家都知道水的分子式是H_2O，即人体内含有大量的氢，这就为MRI提供了得天独厚的条件（除水分子中还有大量的氢外，脂肪中也含有比较多的氢质子，在此不多延展）。在病理状态下，组织内的水分子含量会发生一定的变化，正是这种变化被我们用MRI的技术捕捉到，从而诊断疾病。因此MRI在腹膜后肿瘤的诊断中有着独特优势，其可多方位成像、软组织分辨率高，并且无辐射和无造影剂即可显示血管，对肿瘤范围的判断更明确和直观，定位价值较高。同时MRI独特扩散加权成像及四相位成像模式有助于更进一步为腹膜后肿瘤进行定性诊断及后续的疗效评估，其和CT成像是相辅相成的，对于腹膜后肿瘤，具备条件的医疗机构建议同时进行。这也就解开了为什么做了CT还要做MRI的困惑（图14）。

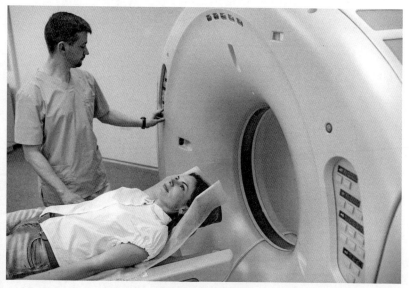

图14　MRI检查

16　什么情况下需要做增强扫描？什么情况下需要做平扫？

有些患者来就诊时，已经做过了CT或者MRI，但是医生说，如果要评估手术的风险和进一步判断肿瘤的性质，还需要做个"增强"。那么什么是"增强"呢？

增强，即增强扫描，是在采用CT和MRI检查时，在血液中注入一定的造影剂，让这些造影剂进入所扫描的部位，就能让扫描部位的血管和血供丰富的部分进行增强显像，从而可以把血管和血供丰富的组织与周围的组织区别开来。

那么，什么情况下需要做增强呢？平扫，一般能发现一个肿瘤，或者一些身体的其他情况，而增强就是在这个基础上，帮助判断这个肿瘤的性质，并且评估这个肿瘤与周围血管的关系，评估患者是否具有手术指征。显像更加清晰，更具有平扫期、动脉期、静脉期和延迟期，可以从动态的角度观察，可以说是平扫的Plus版（升级版本）。

那么，增强就一定好吗？不是的，CT增强造影对于一些肾功能本身就已经不好的患者而言有进一步损伤肾功能的风险。因此，术后短期内的复查，通常只需要做平扫CT检查，如果发现可疑的情况再进行增强扫描。

17 做什么检查能知道肿瘤有没有转移？和大血管是否相关？

当怀疑消化道、泌尿系统和血管受累时，消化道钡餐、静脉肾盂造影和血管造影（DSA）可以明确受累程度。消化道钡餐、静脉肾盂造影有助于排除胃肠道及泌尿系统肿瘤；CT或MRI提示可能与血管关系密切的肿瘤；有时我们还会要求患者进行选择性血管造影检查，它可以在术前明确显示肿瘤血供，若是术中进行的话还可视情况进行相应血管栓塞，减少出血风险，降低手术难度。有的肿瘤即便不能完全栓塞，也能在一定程度上减少肿瘤的血供，为后续的手术创造机会和条件。

这些影像学检查虽然各有优势，但是它们都有一个共同的劣势，那就是做不到从头到脚全身都看清楚。若是想要明确患者是否存在远处转移的可能，就只有通过PET/CT或PET/MR检查来发现了。目前临床上经国家食品药品监督管理总局（CFDA）批准的最常用的放射性核素为^{18}F-FDG。该放射性核素是一种用来评估肿瘤糖代谢特征的核医学检查方法。但腹膜后肿瘤病理类型极其多样化，其糖代谢特征也是千差万别，且很多病理类型的腹膜后肿瘤是^{18}F-FDG低代谢的，因此在判断肿瘤良恶性方面助益不大，根据临床经验，推荐病理类型明确的^{18}F-FDG高代谢腹膜后肿瘤行PET检查以评估全身转移情况（图15）。

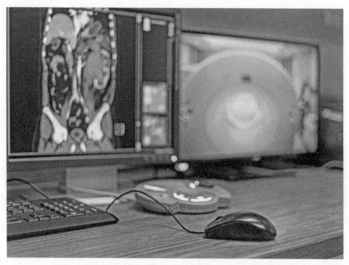

图15　影像学检查帮助医生诊断腹膜后肿瘤

18　**做完CT或是MRI就能知道肿瘤的良恶性了吗？**

　　腹膜后肿瘤的哪些影像学特征能够帮助医生判定其良恶性和可能的病理类型呢？整体来说，腹膜后肿瘤缺乏特异性的影像学特征，相对于肿瘤组织起源的定性诊断，鉴别肿瘤良恶性更具有实用价值。

　　影像学检查如发现肿瘤相邻组织与血管受侵犯，和（或）远处器官、淋巴结有转移征象是诊断恶性肿瘤的重要依据；肿瘤边缘不规则、与周围器官分界模糊不清、周围器官与肿瘤接触面出现异常密度、均提示邻近器官受累，恶性肿瘤可能性较大，肿瘤直接侵犯后腹壁致骨质破坏或其他部位出现转移，也是诊断恶性肿瘤的可靠征象。从征象上评估腹膜后肿瘤的良恶性，就好比我们平日在生活中相面一样，通过对面相的判断来分析其是"好人"还是"坏人"，虽然这种方式不能保证百分之百正确，但是对于有经验的医生，通过征象来判断肿块的良恶性意义重大。

19 临床医生和影像科医生是依据哪些影像学特征来推断肿瘤良恶性的？

　　本小节的内容对于一般的读者可能有些专业，仅供没有医学背景的读者参考，而对于有一定医学基础的读者而言，这是我们总结和归纳的最常用的腹膜后肿瘤读片的技巧，希望能对大家有所帮助。

　　（1）肿瘤的生长和蔓延方式：部分肿瘤常包绕器官及血管周围生长和蔓延，但不对其产生压迫，如淋巴管瘤和神经节瘤。淋巴管瘤约占整个腹膜后肿瘤的1%，影像学检查可见充满液性密度或液性信号的肿块影，可单房也可多房，增强扫描强化程度低。淋巴瘤常常包绕器官及血管周围生长，表现为CT血管造影征或主动脉漂浮征。神经节瘤则倾向于沿着交感神经链生长蔓延。

　　（2）脂肪成分：脂肪成分在CT和MRI上具有特征性表现，CT表现较明显的低密度，MRI的T1、T2加权像均为高信号，脂肪相能够清楚显示脂肪为高信号，压脂（压抑脂肪的成像）序列相应的信号强度将会明显降低。如果肿块完全由脂肪成分构成，且密度均匀、边界清楚，常提示为脂肪瘤，或者高分化的脂肪肉瘤；当肿块仅含有部分脂肪成分，且形态不规则、边缘模糊，则应考虑存在高分化、低分化及其他亚型的脂肪肉瘤的可能；畸胎瘤也是以出现脂肪为特征，成熟性畸胎瘤还可出现液体密度、液体-脂肪平面和钙化，要注意与脂肪肉瘤进行鉴别。在肾脏周围的含脂肪成分比较高的腹膜后肿瘤，我们还要关注肿瘤与肾脏的关系，是否存在肾脏血管平滑肌脂肪肉瘤的可能。

（3）黏液基质：一些富含黏液糖蛋白或黏液基质的肿瘤在T2加权像上可显示高信号肿块，注射对比剂后呈现延迟强化。常见的含黏液蛋白的肿瘤有：神经源性肿瘤（神经鞘瘤、神经纤维瘤、神经节瘤、成神经细胞瘤及恶性周围神经鞘膜瘤）、黏液脂肪肉瘤以及黏液性恶性纤维组织细胞瘤。上述肿瘤中的黏液成分在T2加权像上呈高信号，细胞成分在T1加权像、T2加权像均为低信号，纤维组织增强扫描可见强化。神经纤维瘤在T2加权像上呈现高信号，且常为多发，多与神经纤维瘤病相关。神经节瘤常沿交感神经链分布，肿块体积较大，出现钙化的概率比神经鞘瘤更高。与其他神经源性肿瘤相比，发病年龄相对较年轻；黏液样脂肪肉瘤为中度恶性肿瘤，CT上密度低于周围肌肉，T1加权像上为均匀低信号，T2加权像上为明显高信号，平扫显示为囊性密度，增强扫描显示为渐进的网格样强化，黏液样脂肪肉瘤可与其他的脂肪肉瘤亚型并存。

（4）坏死：瘤内坏死在CT上表现为无强化低密度区，T2加权像上为高信号。坏死常见于高度恶性肿瘤如平滑肌肉瘤，腹膜后平滑肌肉瘤常可以长得很大，内部出现囊性变，中心性坏死较其他肉瘤更常见，脂肪和钙化出现概率较低。富血供肿瘤如神经节瘤，有时也会有出血性坏死，横断面影像可见液-液平面。

（5）小圆细胞：T2加权像上，小圆细胞构成的肿瘤常表现为信号均匀的肿块，信号相对较低的区域代表细胞成分密集的部分。淋巴瘤是最常见的由小圆细胞构成的肿瘤，CT上密度常比较均匀，增强扫描强化较低；T2加权像上显示为均匀的较低信号病变；另一类由小圆细胞构成的原始神经外胚层肿瘤（PNET）例外，MRI上常表现为不均匀低信号。

（6）血供情况：富血供肿瘤包括副神经节细胞瘤和血管性肿瘤（如血管内、外皮肉瘤）；中等程度血供的肿瘤包括黏液性恶性纤维组织细胞瘤、平滑肌肉瘤及大多数肉瘤；乏血供肿瘤包括低级别的脂肪肉瘤、淋巴瘤和大多数良性肿瘤。

20 什么样的腹膜后肿瘤需要做穿刺活检？

穿刺活检是明确诊断的一种方式，临床上会有一部分患者有疑问，既然诊断不明确，能不能像诊断前列腺癌或者肺癌一样做穿刺活检呢？答案当然是肯定的，只不过因为腹膜后肿瘤位置深、毗邻脏器多及位于大血管周围，所以穿刺的难度和风险都会增加。

但是并不是所有患者都要做穿刺活检，对于影像学诊断明确，临床医生判定肿瘤可以切除的患者，穿刺活检是没有必要的。而对于影像学诊断不明确，根治性切除困难或者疾病处于晚期、手术切除预期生存时间很短的患者，穿刺活检可以明确诊断，方便后续治疗方案的制订。

当然，并不是所有诊断不明与不能手术的患者都可以行穿刺活检，部分患者因肿瘤位置特殊，毗邻大血管、重要脏器或者存在基础疾病，穿刺风险极高，可能危及生命安全，则不做穿刺活检。

穿刺活检一定能够准确地提供病理诊断吗？不一定。主要是由于穿刺诊断有两个缺点：① 组织量少；② 穿刺的组织不一定具有代表性。首先，穿刺仅能获取在固定后直径不足 1 mm、长度 1 cm 左右的一条组织，这一组织在进行病理切片制作的过程中还存在部分损失，最后制成的切片体积更小。同时，如果患者需要进行免疫组化的染色，通常需要 10 多个抗体进行染色，每一个抗体将消耗一些组织，最后可能导致有些染色无法进行。其次，由于腹膜后肿瘤并非是均质的，存在穿刺得到的组织仅是肿瘤周围包裹的炎性组织的可能，或者穿刺到的仅是肿瘤恶性程度比较低的部分，而漏掉了恶性程度比较高的部分。

总体而言，穿刺有其优势，也有其劣势，我们需要全面地去看待这种诊断方法。

21 **穿刺活检到底怎么做？会增加肿瘤转移的风险吗？**

腹膜后肿瘤穿刺活检通常分为B超引导穿刺活检和CT引导穿刺活检。因腹膜后肿瘤毗邻脏器多、位置深等特点，目前临床上以CT引导穿刺活检为主，而B超受肠道积气、腹部脏器阻挡等影响较大，因而CT具有更大的优势。下面为大家简单介绍一下穿刺活检如何进行（图16）。

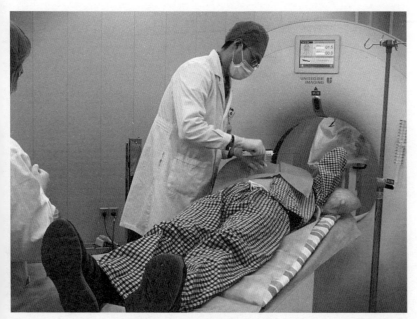

图16　CT引导穿刺活检

（1）根据患者病情，选择合适的体位，通常有仰卧位、俯卧位、侧卧位，CT平扫定位适合进针的穿刺进针点并标记，通过CT扫描结果测量预计进针角度和穿刺深度。

（2）穿刺点消毒、铺手术巾、局部麻醉。

（3）按定位、预计角度和深度用穿刺针进行第一针穿刺，第一针穿刺后针暂时不退，再次行CT检查确定穿刺是否到达靶点。

（4）根据实际情况决定穿刺针数，一般建议多点穿刺，穿刺组织送病理检验。

（5）包扎伤口、压迫止血，穿刺结束。

对于穿刺活检是否会增加肿瘤转移风险这个问题，目前已经有研究报道，转移风险非常小，不建议因此风险而放弃穿刺活检。

22 穿刺病理与最终病理结果一定符合吗？

这是不一定的，通常穿刺的结果可能会给出一些比较具体的诊断（如脂肪肉瘤、平滑肌肉瘤、神经鞘瘤等），也可能给出一个稍微广泛的诊断，如某一类肿瘤（神经源性恶性肿瘤、脂肪来源恶性肿瘤、上皮来源恶性肿瘤、小圆细胞恶性肿瘤等）。首先，穿刺所取得的标本有限，不能代表肿瘤整体情况，可能出现假阳性或者假阴性的情况；其次，肿瘤本身存在异质性，通俗地讲，就是一个肿瘤里面可能会有分化程度不同的同一组织或者不同组织，局部的穿刺可能只能代表局部的病理情况。而术后标本则是对切除肿块的完整切片，更有利于结果判读。

23 哪些患者需要采用腹腔镜进行活检？

有些腹膜后肿瘤患者被医生告知需要做腹腔镜手术，取一块组织进行病理检查，也就是腹腔镜做活检。为什么需要做这个手术呢？

事实上，获得活检肿瘤组织的途径因人而异，主要分为穿刺活检、腹腔镜手术活检和开放手术活检。对于那些肿瘤位置围绕在腹主动脉、下腔静脉周围的弥漫性生长的组织，采用穿刺的方法可能会损伤这些腹部的大血管，从而导致大出血甚至死亡，这样的病例可能需要腹腔镜手术活检。

　　腹腔镜腹膜后肿瘤活检术，是指通过在腹部充气，并在腹部皮肤打洞，通过摄像头进入腹腔或者后腹腔，观察腹腔或后腹腔内部，并通过腹部的洞口将器械深入腹腔及腹膜后区域切除一小块肿瘤进行活检（图17）。这一方法属于微创手术的一种，需要全身麻醉，需要住院治疗2～5天。根据上海长海医院腹膜后肿瘤团队的经验，需要这种方式活检的患者，活检结果通常包括腹膜后神经来源肿瘤、消化道肿瘤转移灶、妇科肿瘤转移灶、淋巴瘤、腹膜后纤维化等。

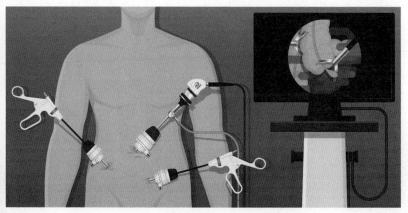

图17　腹腔镜手术外景图片

24 **腹腔镜活检安全吗？有什么风险？**

　　总体而言，腹腔镜手术是一种微创手术，手术的目的是取一小块组织进行病理检查，而不是彻底的根治性切除。因此，通常它的风险比以根治性切除为目的的腹膜后肿瘤腹腔镜切除要小一些。但是我们也需要明确,采用这一种方式进行活检的腹膜后肿瘤,也通常是因为肿瘤位置与大血管关系密切,所以在术中,存在损伤腹膜后大血管的风险。同时,由于腹腔镜手术存在的先天劣势是手术部位位于人体腹腔内最深处,无法迅速止血,只有尽快转为开放手术才能很好地止血,所以也有一些病例,在接受腹腔镜活检手术时,出现大出血并转为一台很大的手术,甚至有一些患者可能会出现生命危险。简单地说,腹腔镜腹膜后肿瘤活检手术,总体上安全,但也存在很小的风险会出现很严重的并发症(图18)。

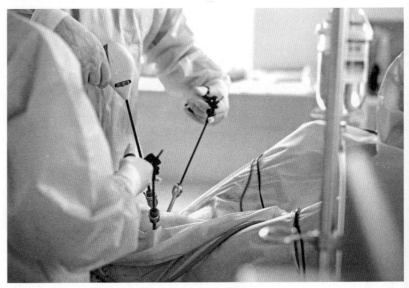

图18 腹腔镜活检手术

25 医生说明确诊断要等病理,这到底是什么检查?

手术过后,医生说肿瘤送病理检查了,具体是什么病理结果? 病理检查又是什么? 可不可以不做呢? 经过一系列影像学检查,发现患者长了某种肿瘤,手术医生制订了精准合理的手术方案后,将切除的肿瘤送至病理科,此肿瘤究竟是良性还是恶性,具体是什么类型的肿瘤,病理科将找到足够的证据并给出最终答案。简单来说,肿瘤的病理检查是通过对肿瘤的大体观察、光学显微镜及电子显微镜观察、应用分子生物学技术辅助诊断之后,明确肿瘤的肉眼及显微镜下形态,诊断出具体类型及生物学特点,并探索肿瘤的发病机制,这些将指导临床医生对患者进行术后治疗及预后评估,所以病理检查对认识肿瘤的本质和找寻其发生发展的规律意义重大,也是必不可少的一步(图19)。

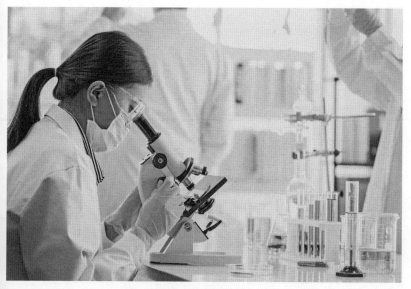

图19 病理检查

26 **为什么等一份病理检查报告要这么久?**

为什么已经做完手术康复出院了,患者的病理检查报告却还没有拿到?那咱们就来说一说病理检查的全过程吧。肿瘤切下来后送到病理科，病理科医生收到一张有详细临床病史的病理申请单和一个用标本袋装着的肿瘤后，立刻用固定液固定数小时（如果肿瘤过大，则需要切开固定）以免组织自溶、蛋白丢失。医生会先对肿瘤的六个平面进行墨汁涂染以记录肿瘤边缘距每个切缘的距离，固定完全后是最重要的一步——标本取材，取材医生先认真核对每个标本信息，正确无误后将每个标本按间隔 1 cm 切开，按临床病理操作规范仔细观察肿瘤大体和切面，要将不同色泽和质地的部位分别取材，取到肿瘤与正常组织交界处，取材同时按规范描述病变并记录档案。取材结束后放脱水机过夜脱水，第二天取出组织浸蜡、包埋制成一个个的蜡块，最后切片并染色。从取材到制成切片需要 1 天半到 2 天的时间，这时病理科医生开始逐个看切片做诊断，形态典型、可以明确的肿瘤常在 5～7 个工作日发出病理报告，明确具体的肿瘤类型以供诊疗，但是腹膜后肿瘤、软组织肿瘤、淋巴造血系统肿瘤、疑难病变等常需要更久的时间。

因为腹膜后肿瘤较复杂，分为原发性和继发性。原发性肿瘤大多为恶性，多为腹膜后肉瘤，肉瘤中以脂肪肉瘤、平滑肌肉瘤、恶性纤维组织细胞瘤等多见。转移性肿瘤常常是胰腺导管腺癌、肾细胞癌、肾上腺皮质癌、肠癌等。肿瘤类型五花八门，且同一肿瘤不同的区域形态可以多样，不同的肿瘤又可以有相似的形态，所以仅仅依靠常规病理检查也就是石蜡切片镜检很难明确诊断，这时候就要借助免疫组织化学、荧光原位杂交（FISH）、反转录聚合酶链反应（RT-PCR）、DNA 测序等技术帮助病理科医生作出诊断，就免疫组化而言，需要切片、脱蜡、水化、抗原修复、滴加一抗和二抗、显色等一套规范操作，每一步都有严格的质控，有规定的实验时间，这套操作下来又需要 1～2 个工作日，遇到周末会往后顺延，所以病理报告出来的时间一部分取决于病理科医生，更主要的是取决于这个肿瘤的病理类型（图 20、图 21）。

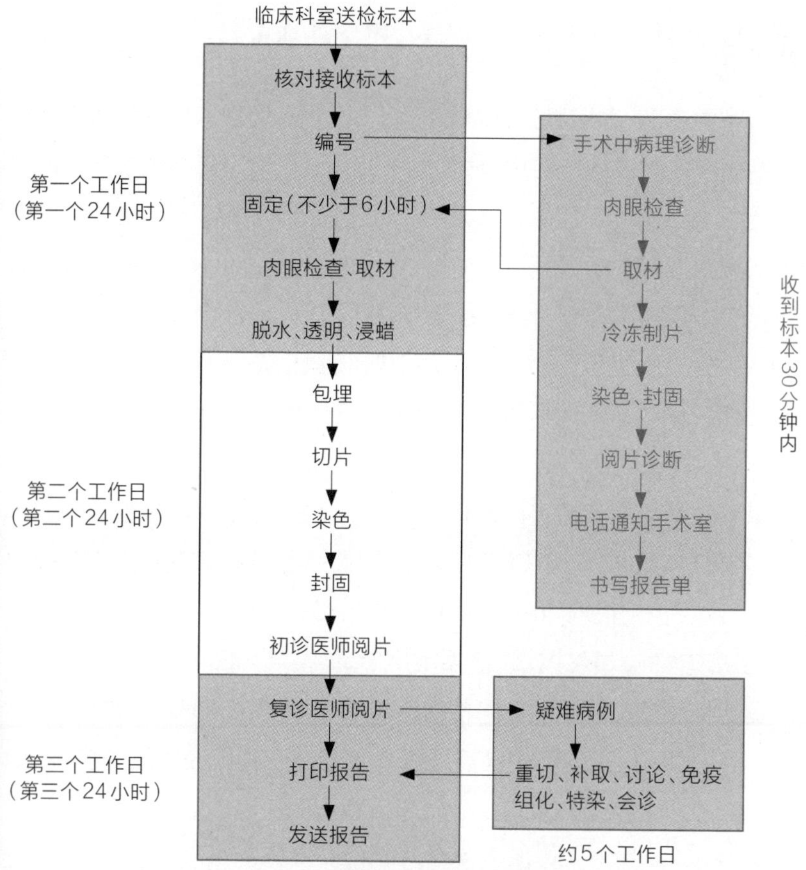

临床科室送检标本

核对接收标本

编号 → 手术中病理诊断

第一个工作日
（第一个24小时）

固定（不少于6小时）← 肉眼检查

肉眼检查、取材 ← 取材

脱水、透明、浸蜡

冷冻制片

包埋

染色、封固

切片

阅片诊断

第二个工作日
（第二个24小时）

染色

电话通知手术室

封固

书写报告单

初诊医师阅片

收到标本30分钟内

复诊医师阅片 → 疑难病例

第三个工作日
（第三个24小时）

打印报告 ← 重切、补取、讨论、免疫组化、特染、会诊

发送报告

约5个工作日

图20　病理标本处理流程图

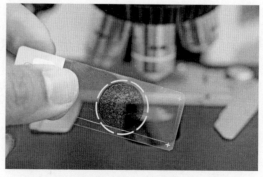

图21　切除后的肿瘤在显微镜下的表现

27　什么是术中冰冻检查？术中冰冻可靠吗？

术中冰冻，顾名思义，就是在手术过程中，切取局部少量病变组织送给病理科制成冰冻切片，病理科医生在显微镜下仔细观察病变后尽可能多地告知手术医生信息，告知其这个肿瘤是良性还是恶性的、手术切缘有没有肿瘤、是不是别处转移来的，等等，手术医生综合考虑后决定下一步手术方案。此时患者躺在手术台上，这个过程尽量控制在 30 ～ 45 分钟，所以也有人称此为"快速病理"。

能行术中冰冻的标本类型有限，脂肪、骨、传染性疾病、淋巴造血系统病变等不适合行术中冰冻，因为制片原理不同，冰冻切片的切片质量不如术后的石蜡切片，且一般只取一块组织制片，取材相对局限，又没有免疫组化、分子病理的支持，因此除非显微镜下有非常明确的形态特点，否则很难明确诊断，能判断出良恶性就不错了，更不能作为最终病理诊断，最终以术后石蜡切片病理结果为准。术中冰冻诊断对于良恶性肿瘤区分的准确率各家医院不一，大多在80% ～ 97%。

这里也需要强调，腹膜后肉瘤本身就是一种比较罕见的疾病，如果是比较小的医院或者很少做腹膜后肿瘤的医院，这样的病例遇到得就更少了，再加上术中冰冻这样时间和标本数量非常有限，很多情况下不能获得非常准确的诊断也是情理之中的事。

28　病理报告上写的是"肉瘤"，这和癌是一回事吗？

许多腹膜后肿瘤患者在拿到自己的病理报告时，都会发现诊断写的是"××肉瘤"。这是一个对于大多数人来说比较陌生的词汇，因此常常有患者询问"肉瘤是癌吗？""肉瘤不是癌？""不是癌就好，那就没事了？""怎么会没事？"

其实，简言之，肉瘤和癌症非常类似，甚至可以理解为，肉瘤比癌还要厉害。具体来讲,肉瘤和癌都是恶性肿瘤,区别在于来源不同,癌是指上皮来源的恶性肿瘤,多经淋巴系统转移,比如皮肤鳞状细胞癌、胰腺导管腺癌;肉瘤是起源于间充质组织中的多能干细胞,是一组源于滑膜、横纹肌、血管、纤维、脂肪、平滑肌等结缔组织的恶性肿瘤,多经血液转移。

简单来说,血管源性的肿瘤,良性的称为血管瘤,恶性的叫作血管肉瘤;脂肪源性的肿瘤,良性的叫作脂肪瘤,恶性的称为脂肪肉瘤,当然血管肉瘤、脂肪肉瘤里面又分为很多亚型,不同亚型恶性程度不同,预后也不尽相同,所以病理诊断能把每个亚型分出来指导治疗和预后就显得很有意义。

29 为何知道了病理结果,还需要做免疫组化检查?

实际工作中,除了部分肿瘤可根据临床特点、镜下形态直接做出诊断,大多数腹膜后肿瘤需做免疫组织化学(简称免疫组化)标记。免疫组化(IHC)是基于抗体-抗原相互识别的原理,抗体特异性结合组织或细胞里的抗原,如细胞内的激素、某种特殊蛋白等,让我们追踪到该肿瘤细胞骨架和产生的蛋白质后推断其形态、功能,进而帮助我们准确诊断肿瘤的来源及具体类型。免疫组化在判断肿瘤来源、疑难肿瘤的诊断与鉴别诊断、肿瘤的良性或恶性、原发性或转移性等方面意义重大。

举例来说,腹膜后肿瘤在显微镜下常常由大片的梭形细胞组成,但是纤维、平滑肌、血管、神经等来源的肿瘤细胞都可以长成梭形,这时候仅仅依靠显微镜区分这些肿瘤就极为困难,必须借助免疫组化染色提供诊断依据。上皮来源的肿瘤表达角蛋白(CK)、纤维源性肿瘤表达波形蛋白(Vim)、肌源性肿瘤表达结蛋白(des)和平滑肌肌动蛋白(smooth muscle actin, SMA),表达S-100蛋白则提示神经源性肿瘤（如神经鞘瘤、恶性外周神经鞘肿瘤等），CD31、CD34的表达提示血管源性肿瘤等，利用这样一组免疫组化抗体套餐就可以给肿瘤类型定大方向了，后面再结合形态学和针对性抗体标记结果便可以诊断出肿瘤，所以免疫组化在病理诊断特别是腹膜后肿瘤的病理诊断中不可或缺（图22）。

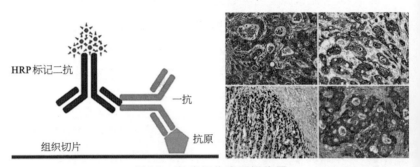

HRP标记二抗

一抗

组织切片

抗原

图22　免疫组化病理报告图

30　　腹膜后肿瘤和基因有关吗？什么方法可以发现？

目前认为几乎所有的肿瘤都是基因病，而且已经在部分肿瘤中发现基因突变、染色体易位与缺失、融合基因产生等现象，针对这些现象，目前的分子检测方法有：荧光原位杂交法（FISH）、RT-PCR检测及高通量二代测序等。以荧光原位杂交法最常用，它是基于染色体易位后形成相应融合基因的基础，用荧光标记DNA的特定探针检测出这一融合基因。对于常规病理和免疫组化难以明确的肉瘤，FISH可以探查出有丝分裂期染色体数目和结构的异常，为肿瘤染色体易位及融合基因在肿瘤的分类、诊疗提供依据和保障。

常见的荧光原位杂交法辅助诊断的腹膜后肿瘤，包括滑膜肉瘤（表达SYT）、炎性肌纤维母细胞瘤（表达ALK）、高分化脂肪肉瘤（表达MDM2）等。不同类型的肿瘤可出现同一融合基因，例如，*EWSR1*

基因可以在促结缔组织增生性小圆细胞肿瘤、尤因肉瘤、透明细胞肉瘤等肿瘤中表达。

在一些腹膜后肿瘤中新发现了特异性的染色体易位及相应的融合基因是非常有意义的,这有助于肿瘤在分子水平上的分型并发现肿瘤的新类型,只有精准的分子诊断才能指导精准的靶向治疗及预后。所以除了免疫组化,分子检测也成为重要的病理辅助诊断手段(图23)。

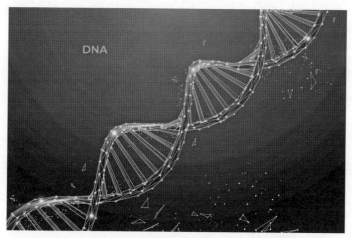

图23　人类的遗传物质:DNA

31　**病理报告写的肿瘤大小和医生说的不一样,哪个才是真的?**

患者术前影像学检查的肿瘤大小往往和术后病理描述的大小不尽相同,主要有以下原因:① 肿瘤不规则、边界不清、向周围浸润生长时,影像学不易给出准确的测量值,术后病理将肿瘤切开测量出的结果更为客观;② 周围组织被肿瘤推挤、侵犯后继发炎症、水肿,增加了肿瘤大小的测量值,而术后标本离体后固缩则使差异加大;③ 肿瘤内发生坏死、出血、囊性变，离体后液体流出，肿瘤测量值变小；④ 若送检肿瘤破碎，取材测量的是一堆破碎肿瘤的总计大小；若肿瘤有多个，那么难以还原体位摆放测量，只得分别或统计测量出多个肿瘤的大小，所以在切除前后的大小就不完全相同了；此外，组织在经固定液充分固定后会有少许收缩。而在术中，医生观察肿瘤时心思还在手术上，通常不会专门去用直尺测量，而是给出一个估计值，因此更容易有一定的差异。

32 术前穿刺与术后病理诊断为什么不一样？

腹膜后肿瘤常常体积较大，肿瘤类型多样，形态复杂，不同区域的同一肿瘤形态可以不同，不同的肿瘤又可以有相似的形态，因此除了依靠常规病理检查，还需要借助免疫组织化学、分子病理等技术辅助诊断。而穿刺组织位置局限，病理医生如盲人摸象，穿刺组织量少，往往不足以完成后面的检查，相反术后肿瘤组织充足且广泛取材，较易明确诊断；另外，部分腹膜后肿瘤的良恶性标准里包含肿瘤细胞异型性及核分裂数，有无肿瘤凝固性坏死，是否浸润性生长，有无脉管及神经侵犯等，显然这些标准实施的前提是要有足够的肿瘤组织供镜下观察，术后切除的肿瘤具有不可替代的优势，而穿刺组织对此就有心无力了，所以最终诊断以术后肿瘤的病理报告为准（图24）。

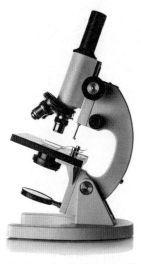

图24 显微镜用于观察病理切片中的每一个细胞

手术切除腹膜后肿瘤

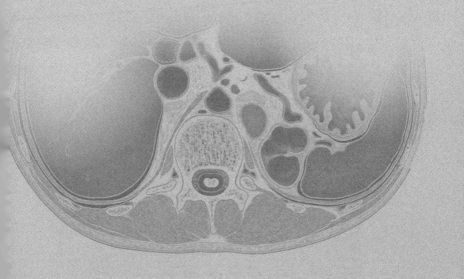

诊断为腹膜后肿瘤,应该如何选择治疗方法?

首先,如果一名患者被告知出现了"腹膜后肿瘤"时,通常是在医院做了一些检查,如B超、CT、磁共振等,这时最重要的就是看报告单是怎么写的,这对于后面的治疗至关重要。

通常,如果是仅做了B超,这时候的检查结果还并不准确,因为B超虽然非常方便快捷,但是在腹膜后肿瘤诊断方面的准确率并不高。通常需要进行CT检查或者磁共振检查才能明确。在看报告时,我们可以最先看看出现腹膜后肿瘤这几个字的前前后后,有没有一些影像科医生推测的最可能的疾病,比如"腹膜后肿瘤,恶性可能性大"或"良性可能性大",如果这里能对良性、恶性有一个初步的判断,就能做到对预后心里有底。或者有些报告会指出最可能的疾病诊断,如"腹膜后脂肪肉瘤可能""神经来源性肿瘤""嗜铬细胞瘤可能"等,对于这样的情况,患者能够知道最可能的疾病,也可以根据我们后面的不同疾病的各个小节进行有针对性的阅读(图25)。

接下来,我们将根据以上的不同种类的诊断结果,简单地介绍一下可以选择的治疗方式,以及大概的治疗效果预期。具体每一种疾病的情况可以在手术明确病理结果后,再根据对应的小节进一步了解。

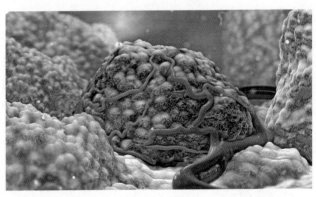

图25　肿瘤

34 如果是良性肿瘤,还需不需要治疗?

良性的腹膜后肿瘤,根据经验,最多见的是神经来源的,如神经鞘瘤、节细胞神经瘤、副神经节细胞瘤(异位嗜铬细胞瘤)等,还有众多类型的腹膜后良性肿瘤。

如果患者的影像学检查报告中提示了良性肿瘤,总体上要比恶性肿瘤的治疗效果好得多。良性的腹膜后肿瘤,可以根据肿瘤的大小、位置、可能的诊断、患者的年龄等因素来决定治疗方式。最常用的就是手术切除,因为腹膜后良性肿瘤完整切除后预后良好,可长期存活。但是也有一小部分患者的腹膜后肿瘤体积比较小、没有任何症状,或者高龄患者手术风险较大时,也可选择继续复查,观察肿瘤进展,选择观察等待。

35 如果是恶性肿瘤,如何治疗才科学?

如果报告上显示恶性肿瘤,或者报告上没有显示,而患者的主管医生说这个肿瘤是恶性的可能性比较大,那么就一定要"开刀"吗?不是的,除了手术治疗,恶性肿瘤的治疗方法比较多,包括放疗、化疗、靶向治疗、放射性核素治疗、粒子植入治疗、免疫治疗、冷冻治疗、HIFU刀、重离子治疗等。而且这些治疗手段可以相互组合,形成很多种治疗方案,不同患者的治疗会选用不同的治疗方案(图26、27、28)。

如何选择需要具体情况具体分析。

第一,一小部分腹膜后恶性肿瘤来自腹膜后器官(如肾脏、肾上腺),这些肿瘤在影像学上有时候没有明确来源,这样的情况下通常首选手术治疗。比如在肾上腺附近,考虑是肾上腺肿瘤相关的腹膜后肿瘤;或者在输尿管附近,考虑是输尿管肿瘤相关的腹膜后肿瘤。

第二,另外一部分腹膜后恶性肿瘤是其他肿瘤的转移灶,比如泌

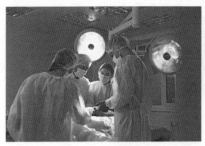

图26 手术治疗

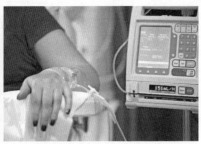

图27 化学治疗

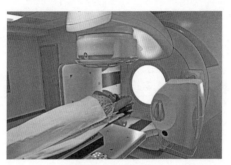

图28 放射治疗

尿系统的肿瘤、生殖系统的肿瘤、子宫内膜癌、卵巢癌、结肠癌、直肠癌等肿瘤均可能出现腹膜后部位的转移,这样的患者,有些在发现腹膜后肿瘤之前已经有比较明确的病史,有些却是先发现了腹膜后肿瘤,随后才发现原发肿瘤。对于这一部分患者,治疗前最重要的就是通过全身或者局部的检查来明确患者是否有其他部位的肿瘤,以及其他部位肿瘤的情况。比如原发肿瘤还没有得到治疗,那么要以治疗原发肿瘤为基础辅助腹膜后转移灶的切除或者放疗。如果原发灶不明确,也可以通过先切除腹膜后肿瘤,根据病理结果进一步检查来找到原发肿瘤。

　　第三,就是最"标准"的恶性腹膜后肿瘤,也就是发源于腹膜后组织的恶性肿瘤,这些肿瘤主要来自软组织,因此也叫作软组织肉瘤(soft-tissue sarcoma)。软组织肉瘤的治疗方法在国际上规范、最权威的要数"美国国家肿瘤网络（NCCN）"发布的治疗指南，以及我国的《软组织肉瘤治疗专家共识》。根据治疗指南，针对每一个患者，首先评估肿瘤是否可以切除，如果可以切除，首选手术切除。如果判断手术切除困难，可以选择先进行新辅助治疗，包括新辅助化疗、新辅助放疗、新辅助免疫治疗等，或者鼓励患者参加临床试验。经过了这些新辅助治疗，如果患者可以达到手术切除，就进行手术切除，如果仍无法手术，就继续之前的新辅助治疗或更换其他可选的非手术治疗方案。

由此可见，手术治疗是腹膜后软组织肉瘤治疗的关键方法。除此之外，手术后患者还可能需要辅助治疗来拖延肿瘤复发的时间，延长生存的时间；或者手术后再次出现复发的时候，还需要选择不同的治疗方法，比如是再次手术或接受非手术治疗方法。

针对这些不同的治疗方法，我们在这里都会进行一个简单的介绍，以帮助大家明确这些肿瘤的治疗有哪些手段（图29）。

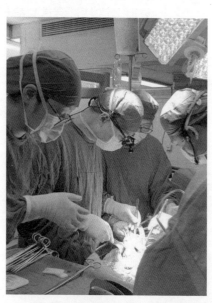

图29　冯翔教授团队手术中

36　肿瘤良恶性不明确，接下来该怎么办？

这样的患者其实比例很高。患者在县级医院或市级医院检查后，检查报告上可能没有提示到底是良性还是恶性的肿瘤，仅仅写了一个"腹膜后肿瘤"。对于这样的情况，一方面是由于腹膜后肿瘤的发病率比较低，很多中型医院的影像科医生能够见到的病例数比较少，因此没有办法确定是哪种肿瘤。另一方面是由于通过影像学检查来判断腹膜后肿瘤的良恶性程度的确比较难。

那么讲得这么复杂,有些患者要担心了:"这个肿瘤良性恶性判断不准确,该怎么办呢?"其实从前面的讲解也能看到,手术切除是腹膜后肿瘤最重要的治疗方法。在手术中,我们可以看清这个肿瘤的样子,可以看到这个肿瘤跟周围组织的边界,可以术后把这个肿瘤劈开,用肉眼仔细看,可能对肿瘤的性质判断有更多的信心。同时,这个肿瘤切除以后,会送到病理科,病理科医生通过复杂的制作过程,最后可以用显微镜仔细观察这些细胞,给出一个更加准确的判断。

总之,如果没有确定肿瘤的良性或者恶性也不要担心,在能够手术的情况下,通过手术可以帮助患者明确诊断。同时,对于这些不明确性质的肿瘤,除了手术治疗也没有更好的办法,因此患者可以先安心接受手术,术后自然会"水落石出"。

37 治疗腹膜后肿瘤,可以不开刀吗?

腹膜后肿瘤位于人体的腹膜后间隙,腹膜后间隙遍布血管和一些重要的脏器,腹膜后肿瘤往往累及这些组织、血管、脏器,手术难度比较大,再加上对手术的恐惧,好多患者及家属大多会有这样一个想法,我得了腹膜后肿瘤这个病,已经很不幸了,一定要经历手术这一关吗?手术风险这么大,又是开腹,又是大概率可能要输血,还有可能要切肠子,可不可以跳过手术,采取别的治疗方案从而达到比较好的治疗效果?真的很遗憾,虽然手术有这样或那样的风险,但根治性手术目前仍然是首选的治疗方案。美国国家肿瘤网络发布的指南指出,手术治疗是唯一的根治方案。我国制订的《原发性腹膜后软组织肉瘤诊治中国专家共识》指出,腹膜后肿瘤的治疗方式目前主要是手术切除，是具有适应证患者获得潜在治愈机会的最佳手段。可见，结合既往的各项数据，国内外的专家均将手术放在了腹膜后肿瘤治疗的第一位。虽然要经历麻醉及手术的痛苦和磨难，但是辩证地来看这个问题，我们仍然有手术这一方案可以选，肿瘤仍然有根治性切除的机会，好多患者也正是采取了手术的方式，从而彻底消除了肿瘤这一疾患（图30）。

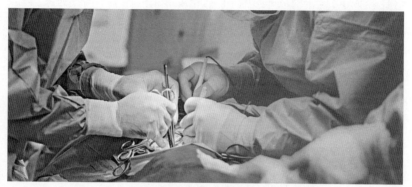

图30　外科手术

38　听说腹膜后肿瘤复发率特别高，是这样吗？

说到复发率，这就需要提到肿瘤的良恶性。良性肿瘤虽然也有复发，但大多复发率非常低，而恶性肿瘤复发率往往很高。以腹膜后脂肪肉瘤为例，文献报道复发率在40% ～ 60%，另外一组国外的数据显示，腹膜后肿瘤局部复发率为31% ～ 46%。复发率如此之高，考虑可能原因包括：一方面，与恶性肿瘤自身的生物学特性密不可分；另一方面，手术切除的彻底性很关键，腹膜后肿瘤往往比较大，与周围组织、脏器、血管关系密切，解剖复杂，手术困难较大。为了达到更好的切除根治效果，往往需要联合脏器切除，因此，手术方案的制订、健全的医疗团队、手术医生丰富的经验，对患者的预后起着重要的作用。

39　接受了手术治疗，就一定能治好这个病吗？

"自古华山一条路"，路途虽稍有艰险，但前进的方向十分明确。腹膜后肿瘤生长比较隐蔽，好多患者发现腹膜后肿瘤时，肿瘤往往已经比较大了，这个时候不要犹豫，尽早采取根治性手术治疗方案，可以有机会获得不错的治疗效果。前面我们讲到了腹膜后恶性肿瘤的复发率较高，我们再来看另外一组数据，虽然复发率较高，但患者的 5 年总生存率能达到 59% ～ 66%。面对敌人，不要悲观，相信在医生的帮助下，会有更多的办法去战胜这些肿瘤。当然，不同治疗中心的数据会略有差异，我们也要相信，随着医学的进步、大家对腹膜后肿瘤的逐渐重视，这一指标仍有希望得到进一步提升。

40　都说腹膜后肿瘤是大手术，如果是良性肿瘤，手术风险也那么大吗？

既然选择了手术方案，无论如何也躲不开手术风险的这一话题，虽然大部分腹膜后肿瘤的手术风险比较大，但如果是良性肿瘤，情况会好很多。这与良性肿瘤的生长特点有关。大多良性肿瘤生长位置比较好，表面很光滑，对周围脏器没有那么严重的侵犯，尤其是与大血管关系不密切，这些均有利于手术操作，手术风险相对小很多。当然，如果肿瘤位置比较差，体积非常大，对周围脏器和大血管侵犯比较明显，粘连很重，那手术风险就会相应提升。有时候，我们并不能在术前很明确地判断肿瘤的良恶性，但是可以通过影像学检查，对肿瘤的位置、与周围组织器官的关系做一个推断，达到对手术风险的初步掌控。

41 为什么腹膜后恶性肿瘤的手术风险那么大?

大部分腹膜后恶性肿瘤的手术风险比较大,主要与腹膜后的解剖结构有很大的关系。许多重要的血管,如腹主动脉、下腔静脉、肾动静脉、肠系膜动静脉、腹腔干、肝总动脉、髂血管等都位于腹膜后或发起于腹膜后;一些重要的脏器,如胰腺、肾脏、肾上腺、输尿管、膀胱、十二指肠、空肠、回肠、结肠、肝脏等,也非常容易被肿瘤累及或部分累及。另外,还有一些重要的神经和淋巴结也位于腹膜后方,对于手术医生的考验很大,在熟悉解剖位置和具备熟练的手术技巧基础上,要同时对泌尿外科(主要涉及肾上腺、肾脏、输尿管、膀胱等脏器的解剖及处理)、胃肠外科(主要涉及十二指肠、空肠、回肠、结肠等脏器的解剖及处理)、肝胆外科(主要涉及肝、胆、胰、脾等脏器的解剖及处理)、血管外科(主要涉及大血管的解剖及处理),甚至心胸外科(主要涉及膈肌、开胸的外科处理)和骨科(涉及肿瘤侵犯骨骼的处理)等学科的外科操作有丰富的操作经验,也要对相关脏器术后并发症有丰富的处理经验。风险大,意味着手术切除范围可能较大、手术时间相对较长、术中输血可能性较大等,但不代表手术大概率会失败,大家不用过于担心,经验丰富的外科医生和手术团队会竭尽全力为大家保驾护航。

42 做手术风险这么多,不开刀行不行?

说了这么多手术风险,很多患者和家属会对手术望而却步,甚至任肿瘤发展,大部分患者刚开始并没有什么太难受的症状,但是随着肿瘤的发展、病情的进展,会出现各种各样的症状,如恶心呕吐、发热、腹胀腹痛、进食差、无法排气排便、下肢水肿、四肢活动障碍、无尿少尿等,再进一步就有可能引起贫血、消瘦、精神差、肝肾功能异常等,直至丧失最佳手术机会,丧失治愈机会。所以说,在患者病情允许、经济条件允许的情况下，及时采取手术治疗，是患者获得潜在治愈机会的最佳手段。

43 都说外科医生治病，麻醉医生保命，这是真的吗？

腹膜后肿瘤大多需要行全身麻醉，有利于术中对患者循环和呼吸的维持，而麻醉和手术对患者各脏器的储备功能是一个考验，术前需要对患者心肺功能、肝肾功能、营养状态、胃肠功能等各脏器功能做一个完善充足的评估。即便是这样，仍然有少部分患者出现心脑血管意外，这些意外大多表现为严重的内科疾病，如心肌梗死、肺栓塞、肺梗死、脑梗死、脑出血等，这与患者自身血管条件不好、相关脏器储备功能差有很大的关系，如果患者术前即存在基础疾病，如糖尿病、肝肾功能异常、冠心病、冠脉支架或搭桥术后、脑梗死后遗症等，发生心脑血管意外的风险会明显升高。另外，如果患者自身情况偏差、身体孱弱，手术时间过长，术中、术后发生下肢静脉血栓、肺栓塞、脏器功能下降甚至多器官衰竭的风险也会相应增大。这些风险一旦发生，危害大，术后恢复差，危及患者生命，无论是患者本人、家属，还是手术医生、麻醉医生，都是不愿意看到的。但无论哪种手术，这些风险都无法完全避免，虽然我们不可能将这些风险降到零，但是我们可以通过完善术

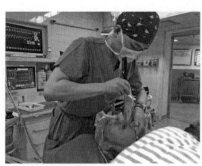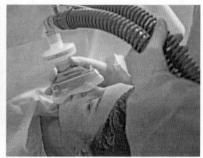

图31　麻醉医生工作图

前检查,将血压、血糖、肝肾功能、心肺功能调整至最佳,将心脑血管意外的风险降至最低,再加上优秀麻醉团队的保驾护航,相信大部分患者都可以有一个顺利的麻醉手术过程(图31)。

44 **我的亲人要做手术了,为什么要备这么多血呢?**

腹膜后肿瘤进行根治性切除,术中出血的风险很大。一方面这是解剖位置决定的,腹膜后有丰富的大血管经过,肿瘤很容易侵犯、粘连、累及这些血管,甚至包裹某些主干血管,术中出现血管破损在所难免,有时甚至不得不进行血管的离断再重建,以达到肿瘤根治性切除的目的。另一方面,肿瘤的生长往往伴随着供应血管的生长,而且肿瘤的供应血管往往很丰富,这些血管或单独存在,或与身体其他血管交织在一起,生长的位置经常"不按常理出牌",这些肿瘤的供应血管,有时往往"发育不良",血管的平滑肌不易收缩,一旦出血不易止血。

所以,腹膜后肿瘤患者的手术治疗,术前一定要充足备血,术中出现大出血、行输血治疗的可能性要远远高于其他手术,可以说手术前充足的备血,就是保证患者生命安全的一根红线(图32、图33)。

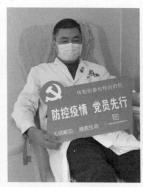

图32 鼓励无偿献血

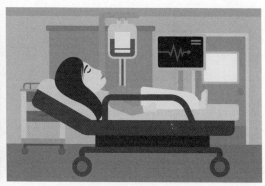

图33 患者输注血液

45 手术中是不是只要保证血量充足就没有风险了？

合理用血、安全输血是每一名医生的必修课，无论临床哪个专业。在学医之前，笔者也有这样的想法，出血多点就多点吧，血管出着血，静脉输着血，人怎么也没事。其实不是这样的，失血输血并不是一个简单的类似出水注水的小学算术题，丢失的是全血，而我们通常输入的是成分血（如悬浮红细胞、血浆、血小板、冷沉淀等），术中一旦需要大量输血，涉及的用血安全和患者有效血容量循环的问题就比较多，也比较复杂，对麻醉医生、外科医生的考验是非常大的。大量输血容易导致凝血功能下降，除了输入红细胞和血浆，必要时还要输入冷沉淀和血小板（虽然血小板很稀缺）；此外，大量输血容易出现过敏反应，一旦反应严重，需采取紧急措施，及时停止输血并积极行抗过敏治疗。

46 术前医生建议的腹膜后肿瘤三维图像重建是什么？

腹膜后肿瘤三维可视化是指用于显示、描述和解释腹膜后肿瘤三维解剖和形态特征的一种工具。其借助CT或MRI等图像数据，利用计算机图像处理技术对数据进行分析、融合、计算、分割、渲染等，将肿瘤、腹腔器官、血管等目标的形态、空间分布等进行描述和解释，并可直观、准确、快捷地将目标从视觉上分离出来，为术前准确诊断、手术方案个体化规划和手术入路选择提供决策。

腹部重要血管主要有腹主动脉、下腔静脉、腹腔干、肾动静脉、髂动静脉、肠系膜血管及门静脉等，腹膜后肿瘤包绕、侵犯的腹腔重要血管或供瘤血管可能来源于这些血管。约有18%的腹膜后肿瘤患者存在腹部重要血管受侵。这部分患者手术风险极高、难度极大，可能因为血管包绕的原因错过手术的机会或者因手术难度极大而在术中出现大出血等。而3D重建技术可以较为清晰地判定肿瘤与血管的关系，并通过计算机重建血管与肿瘤的解剖关系。对于临床医生术前决策及手术方案的制订至关重要。图34、图35展示了3D重建的几张图

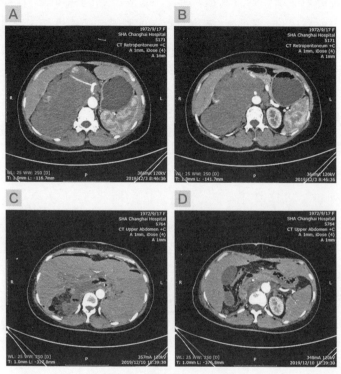

图34　患者术前（A、B）术后（C、D）腹部CT平扫+增强

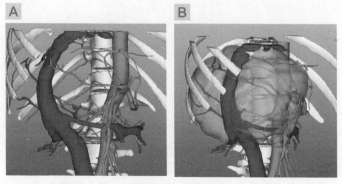

图35　术前患者肿瘤及周围血管三维重建

片,可以清晰看到血管与肿瘤及肿瘤与周围脏器的关系。

总之,对已采用B超、CT等影像学技术初步诊断为腹膜后肿瘤,肿瘤位置紧邻重要脏器或者大血管,且需要进行手术的患者,鉴于其技术上的高风险、高难度,建议对复杂的腹膜后肿瘤进行三维可视化模型重建,以使该项技术为术前精确诊断、术中精准手术乃至患者获得最佳的康复效果发挥强有力的支持作用。

47　为什么术前要在膀胱和肾脏之间放根管子（双J管）?

双J管,即输尿管支架管,又被称为D-J管或猪尾巴管,通常泌尿外科会将其置入膀胱和肾脏之间的输尿管中,主要用于治疗和预防肾脏和输尿管积水。那么大家可能会有这样一个疑问,做腹膜后肿瘤的手术,为什么需要在输尿管中放置这样一根管子呢（图36、图37）?

首先,我们来回顾一下前面章节中提到的腹膜后肿瘤的位置。腹膜后肿瘤发生于腹膜后间隙,通俗地说,就是腹部内脏器官与腰背肌肉骨骼之间的间隙,而肾脏、输尿管等器官属于腹膜后器官,就紧

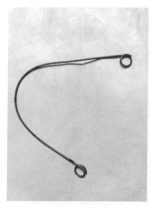

图36　双J管

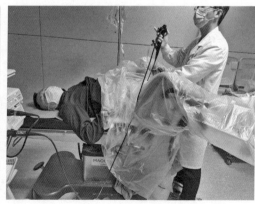

图37　膀胱镜检查

紧贴附着这个间隙。因此,腹膜后肿瘤很容易对肾脏和输尿管造成一定的影响,如压迫、局部粘连等,可使输尿管管腔变细,可能引起肾脏和输尿管积水。当我们在术前检查发现肾脏和输尿管积水时,就可以提前置入双J管,支撑起输尿管,让尿液通畅地流出体外,解除输尿管梗阻,从而保护肾脏功能。第一,腹膜后肿瘤局部生长侵犯严重时,往往造成输尿管局部组织的炎症和水肿,即使术前未发现输尿管狭窄引起的梗阻症状,也可能在术后出现肾脏积水。提前置入双J管,可以起到预防输尿管梗阻和积水形成的作用。第二,腹膜后肿瘤常生长迅速,体积较大,挤压肾脏和输尿管使其偏离原来的位置,从而难以在常见的部位发现输尿管,术前提前置入双J管将输尿管支撑起来,可以帮助手术医生发现输尿管,降低损伤的可能性,从而起到保护输尿管的作用。第三,部分患者可能在术前或术后置入双J管,

主要是由于输尿管周围粘连比较严重,手术时需要对输尿管周围组织进行比较彻底的分离,医生怀疑或确认术中出现输尿管损伤。一旦输尿管出现损伤,就可能引起漏尿、血尿、腰痛、肾损伤等症状。这种情况下,提前或损伤后置入双J管,能够恢复输尿管的畅通,既能帮助输尿管的愈合,又能够减轻漏尿、腰痛、肾损伤等症状,促进患者尽早康复(图38)。

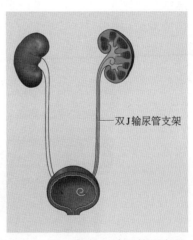

双J输尿管支架

图38　双J管置入输尿管示意图

48　放了双J管以后出现腰痛、血尿,怎么办?

根据患者病情和双J管置入目的的不同,双J管在体内留置的时

间也不尽相同。一般来说,作为预防性置入双J管的时间较短,在置入2周至1个月后拔除。而治疗性置入双J管,如患者有肾积水、输尿管损伤等情况时,置入双J管的时间则根据病情需要相应延长,一般放置1～3个月,待积水消除或输尿管愈合良好后,可考虑拔除双J管。另外,当腹膜后肿瘤无法切除,同时压迫输尿管造成肾积水时,需要延长置入双J管的时间为6个月至1年,拔除后需继续观察积水能否解除决定是否需要继续放置双J管。总而言之,双J管在体内留置的时间并不是绝对的,需要医生根据患者的病情和发展来决定。

双J管置入后可能带来一些不良反应。① 血尿是双J管置入后最常见的不良反应。在双J管置入的早期甚至全程都有可能出现,主要原因是输尿管及膀胱黏膜受到双J管刺激后充血、水肿。顾名思义,血尿的临床表现是小便呈浅红色,出血较多或运动后尿色可能加深呈深红色。出现血尿时,患者不必惊慌,应尽量卧床休息、多喝水,酌情按医嘱服用抗生素,避免活动引起血尿加重。值得注意的是,如果小便颜色不断加深呈深红色,或小便中出现较多血凝块,应及时告知医生并检查双J管是否有移位、滑脱或尿道损伤。通常双J管拔除1周内血尿症状即可好转或消失。② 腰腹部酸胀不适感或绞痛。双J管置入术后对输尿管和膀胱造成扩张或刺激,引起患者腰腹部的酸胀不适感,特别是用力解大小便时,可表现为较剧烈的疼痛。患者应卧床休息,避免憋尿,可以口服止痛药缓解疼痛。随着身体对双J管的逐渐适应,症状也会逐渐减轻。③ 其他还包括尿频、尿急、尿痛,以及发热等。

49 **准备手术了,术前有哪些需要知晓并完成的内容?**

（1）手术前2周戒烟,若痰液较多或自主排痰困难时告知护士及医生,医生会根据实际情况给予一些药物辅助治疗。

（2）在护士的指导下练习床上大小便,学会使用便器及尿壶,学会如何翻身,为手术后功能锻炼打下基础,如深呼吸、有效咳嗽,这利于清理呼吸道,防止肺部感染,锻炼肺功能。抬臀运动:每日累积训练50次,逐日增加50次。目的是促进肠蠕动功能,早日恢复肛门排气,尽早拔出胃管。四肢伸展运动:每日累积训练50次,逐日增加50次,目的是防止深静脉血栓形成。对于大手术患者,鼓励其穿抗血栓弹力袜,预防血栓形成。

(3)心情放松,若术前一晚无法入睡,可告知医护人员,采用药物辅助睡眠。

50 术前有哪些治疗需要和医护人员相互配合完成?

(1)术前一天护士会根据医生下达的医嘱进行手术备血标本的留取,用于血型鉴定及交叉配血,完成备血手续,根据备血量的多与少,医生可能需家属进行献血;护士行青霉素皮试试验,为术中用药做准备。

(2)按照患者身高体重准备适宜型号的腹带、抗血栓弹力袜(露脚趾长款),露脚趾的弹力袜可以更好地观察足背动脉搏动及皮肤皮温的观察。

(3)肠道准备:术前一晚20:00后禁食,22:00后禁水,晚餐建议吃米粥、馒头之类易消化的食物;术前遵医嘱给予硫酸镁或复方聚乙二醇电解质口服(服药过程中家属陪伴,请注意安全,如有恶心呕吐等不适症状,不要惊慌,告知护士,护士将会根据呕吐情况进行适量补服药量)。如有虚脱等现象,及时告知医生或护士。必要时清洁灌肠导泻。① 硫酸镁的服用方法:术前晚18:00取50 g硫酸镁,溶于600 mL温水中,1小时内口服400 mL,同时每小时饮用温开水400 ~ 500 mL至22:00,在病房内走动并环形按摩腹部,如20:00仍未开始排便,则将剩余200 mL硫酸镁口服液喝下。② 复方聚乙二醇电解质服用方法:

如患者平日存在便秘情况，则在术前一日15:00开始服用，常规服用2盒，配制方法（每袋1 000 mL溶于水中）：将袋内药粉倒入带有刻度的杯（瓶）中，加温开水至1 000 mL，搅拌使完全溶解，即可服用。首次服用600～1 000 mL，以后每隔10～15分钟服用1次，每次不少于250 mL，直至服完或直至排出水样清便（排出的大便呈稀水样或清水样的透明大便）。

（4）术晨准备：护士会对患者进行腹部、会阴部备皮，测体温、脉搏、呼吸、血压等工作；8:00前着干净病号服，内勿穿短裤、内衣，并修剪指甲、胡须，取下义齿、眼镜、发夹、饰品、手表及贵重物品交家属保管；有高血压史者，晨间口服降压药物时，喝一小口水送服。禁止口服降糖药或者注射胰岛素，由于术晨处于禁食水状态，服用降糖药后易出现低血糖反应。

51 腹膜后肿瘤手术的手术切口通常有哪些？

体积大或者考虑恶性可能的腹膜后肿瘤，手术方式还是以开放手术为主，微创手术主要用于体积小并且考虑良性可能性比较大的肿瘤。腹膜后肿瘤最常用的切口和手术入路包括腹部正中切口、腹直肌旁切口、肋缘下切口以及经腰切口。手术切口的长度主要由肿瘤的大小、解剖位置、恶性程度来决定。

腹部正中切口，顾名思义是位于腹部的正中间，这里神经、血管和肌肉的层次相对清晰，并且位于腹膜后大血管的周围，最有利于术中保护主动脉和下腔静脉等大血管，适用于肿瘤位于腹部中间区域或者需要解剖大血管的患者，适用的场景最多。

腹直肌旁切口，是指在身体腹部的左侧或者右侧，正中线以外3～4 cm的地方，纵向的切口，通常应用的场景是肿瘤位于左侧或者右侧腹部，并且肿瘤与腹膜后主动脉、下腔静脉等大血管关系不紧密的情况。

肋缘下切口，是在上腹部左侧或者右侧的，位于肋骨下方沿着肋骨走行的切口。这样的切口适用于位于上腹部位置比较高的肿瘤，通常是与肝脏紧密相连区域或者与脾脏非常接近的肿瘤，这样的切口与进行肝脏手术时的切口非常类似。

腰部切口，是指在后腰部位，通常是在第10～12肋骨水平，并且沿着肋骨走行，主要用于贴近腰部的肿瘤。

52 听说好多患者不光切了肿瘤，还把旁边的脏器也切了？

腹膜后肿瘤行根治性切除，还有一个特殊的术中情况，那就是扩大切除范围、联合脏器切除。一般来说，如果腹膜后肿瘤位于左上腹，有可能联合切除左侧肾脏、左侧肾上腺、脾脏、胰腺、左侧结肠、空回肠等；如果腹膜后肿瘤位于右上腹，有可能联合切除右侧肾脏、右侧肾上腺、右侧结肠、十二指肠、右侧肝脏等；而如果腹膜后肿瘤位于盆腔，则有可能联合切除输尿管、附件、子宫，甚至膀胱等；一旦肿瘤侵犯血管，甚至本身就是血管平滑肌肉瘤，则有可能切除血管，根据病情有可能再行人工血管置换术（图39）。

很多患者及家属总有疑问，瘤本身就不小了，切瘤就切瘤吧，为什么还要切那么多好的脏器？肾脏、肝脏、胰腺、肠管留着不好吗？瘤又不是从这几个脏器上长出来的？能留着当然好，可是"想法很丰满，现实很骨感"，腹膜后肿瘤如此"狡猾"，不"斩草除根"更容易复发。国内的专家共识建议，"腹膜

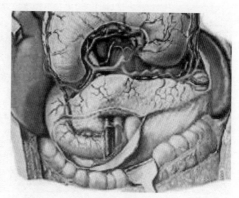

图39　不同位置的肿瘤涉及的脏器

后肉瘤首次手术行R0切除（R0指的是完全切除所有肉眼可见的肿瘤组织），几乎是此类患者获得潜在治愈的唯一机会，也是唯一可能通过外科方式改变的重要预后因素""扩大范围的手术，包括肿瘤及其周围可能受侵器官（即使探查未发现明显受侵）、血管及其他组织结构的联合切除，已取得降低局部复发、改善生存的明显效果""推荐对于所有可切除腹膜后肉瘤的首次手术，均应在保障安全的前提下采取扩大范围的手术方式进行整块切除"。总的来说，联合脏器切除是很必要的，有失才有得，我们所失去的，会在患者生存期展现出优势来（图40～图42）。

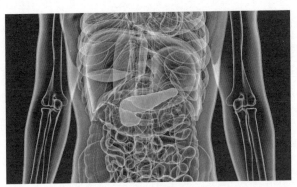

图40 胰腺

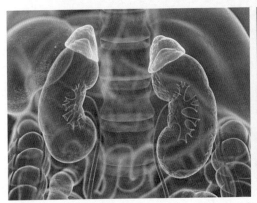

图41 肾上腺

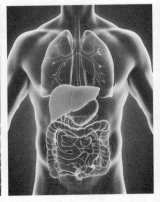

图42 肝脏

53 是不是经验越丰富的医生，越能保住肿瘤周围的脏器？

很遗憾，事实上并不是这样的。肿瘤周围脏器的切除的多少与外科医生的经验没有绝对的关系，到底需不需要联合切除脏器取决于病情，即肿瘤的生长侵袭情况，而外科医生的丰富经验，有助于术前的预判和术中的决策。

目前有很多开展此类手术的医疗中心，行腹膜后肿瘤切除手术，大约一半进行了联合脏器切除。有数据显示，需要进行联合切除的患者占到了44%～70%。另外一组数据则显示，完全切除肿瘤的患者，5年生存率为54%，不完全切除的5年生存率仅为17%，说明联合脏器切除可以更好地达到完全切除肿瘤这一目的。笔者所在的医学中心每年完成200多例腹膜后肿瘤切除手术，目前统计联合器官切除的患者比例为37.1%，按切除例数占比排列依次是肾脏（11.5%）、小肠（8.9%）、胰腺（6.5%）、脾脏（6.3%）、肾上腺（5.6%）、结肠（5.2%）、胆囊（4.8%）、胃（4.4%）、阑尾（3.4%）、十二指肠（2.0%）、卵巢（1.8%）、肝脏（1.6%）、子宫（0.6%）等。其中，肾脏和肠道（小肠＋十二指肠＋结肠）的联合切除比例是最高的。

54 为什么肾脏被联合切除的比例这么高？

这与肾脏的解剖结构是密切相关的。肾脏位于腹膜后靠上的位置，大多数仅有1对肾动静脉，一旦这对肾动静脉被破坏，肾脏将没有血供。腹膜后肿瘤发病较隐蔽，往往生长得比较大时才被发现，而腹膜后的空间又很有限，所以肾脏被肿瘤侵犯的可能性较其他脏器更高。除了肿瘤对肾脏的侵犯，还需要考虑肾脏血管的情况，肾脏大多数仅有1对动静脉，如果肿瘤侵犯了这对动静脉，或者将肾脏动静脉完全包绕在其中，为了达到根治性切除的目的，肾脏也将不得不被联合切除。国外有相关数据显示，肾脏周围的软组织肉瘤，切除肾脏后的患者,复发时间明显延长,可见,联合肾脏切除,对于患者来说还是有比较好的生存获益(图43)。

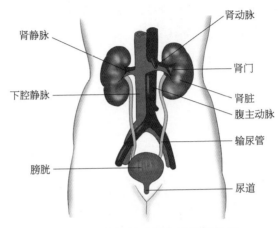

图43　肾脏与周围器官的解剖关系

55　**切除了一侧肾脏,对人有什么影响?**

　　肾脏位于腹膜后脊柱两旁,是人体的重要器官,主要功能是生成尿液、排出人体代谢废物、调节人体水分和电解质平衡等,同时还具有部分内分泌功能。肾脏为成对器官,大多数患者切除一侧肾脏,对全身肾功能的影响并不是很大,仅有小部分患者术后会出现肾功能异常,甚至肾功能衰竭,必要时仍需要透析治疗,但较多的数据显示,术后出现肾功能衰竭的患者不到6%,需要透析的患者就更少了。虽然部分患者术后出现肾功能下降,但是大多具有逐渐恢复的趋势。所以,联合一侧肾脏切除,对患者肾功能的影响还是比较小的。

56　**许多患者在术中都切除了肠管,还能正常进食吗?**

　　除了肾脏联合切除的概率较大,小肠、结肠和十二指肠联合切除概率也较高,严格来讲,十二指肠属于小肠的一部分,但是由于它比较特殊,所以单列出来。

肠道是人体内消化管最长的一段,上起胃幽门,下至直肠的肛门。十二指肠属于小肠的第一段,顾名思义,其长度大约相当于12个横指并列,约25 cm,十二指肠位置较深,胃的幽门直接与十二指肠相连,胆总管和胰管的开口也位于此,所以十二指肠直接接受胃液、胰液和胆汁,这既决定了十二指肠的消化功能很重要,又注定了一旦十二指肠出现破损或瘘口,释放入腹腔的消化液有很强的刺激作用,会引起很严重的腹膜炎症状。十二指肠往下走是同样隶属于小肠的空肠和回肠,在成年人中,长5～7 m(存在个体差异),是人体消化和吸收食物的主要场所,肠道相对比较窄,也是肠梗阻的好发部位(图44)。十二指肠、空肠和回肠一旦发生破损或者被联合切除,在肠道准备充足的情况下大多可以直接吻合。小肠肠腔相对较窄,再加上术后肠管极易水肿,单纯的端端吻合容易出现肠管瘢痕性狭窄、肠梗阻等并发症,十二指肠如果发生严重的水肿,有时还会压迫胆总管、胰管的开口,造成胆汁淤积,甚至胰腺炎、黄疸等,所以采取侧侧吻合对患者术后恢复更有利。如果患者很不幸切除了部分肠管,术后发生肠瘘、吻合口瘘、肠梗阻、肠粘连等并发症的风险就会成倍增加,这时的术后恢复,尤其是饮食的恢复不要太着急,需要时间和药物来"抚平"肠管的"创伤"。

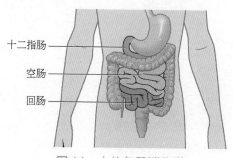

图44　人体各段消化道

都说结肠对人体作用不大,是不是切除结肠对我没什么大影响呢?

结肠主要对肠道内的无机盐、维生素、水分等物质进行吸收,同时形成粪便。结肠分为升结肠、横结肠、降结肠、乙状结肠四部分,位于腹部不同的位置,当腹膜后肿瘤较大时,极有可能侵犯结肠的某一段,联合切除就不可避免了。结肠不同于小肠,结肠负责形成粪便,肠管内粪便较多,如果肠道准备不充分,一旦结肠破损,腹腔内极易受到污染,直接行结肠吻合,吻合口有可能因为污染无法一期愈合,所以术前肠道准备是很必要的。同时,术中有可能行结肠造口,即在腹壁开口,将结肠拖到腹壁开口处并固定于腹壁,结肠造口也分为临时造口和永久造口,如果腹腔内情况允许的话,可以在术后3个月再行造口还纳术,将腹壁开口的结肠再与腹腔内的肠管吻合,关闭腹壁的开口,坚持3个月,又是一条"好汉"。如果腹腔内条件不允许,不论是肿瘤的残余、肠道不完整,还是身体无法承受再次手术,就无法行造口还纳了。不仅仅结肠,小肠也有可能行肠造口,不过大多为临时造口,行永久造口的可能性比较小(图45)。

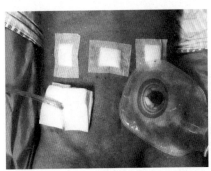
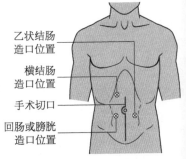

乙状结肠
造口位置

横结肠
造口位置

手术切口

回肠或膀胱
造口位置

图45 不同位置肠造口示意图

58 术后一旦发生肠道并发症,是不是只能再次手术了?

术后发生肠道并发症,并不是一定需要再次手术,还是需要根据病情再做决定。如果很不幸发生了肠管相关的并发症,比如肠管水肿引起的肠梗阻或者胆汁淤积等相对较轻、较缓的症状,随着时间的推移、病情的恢复,大多是可以保守治疗成功的。但是如果出现了比较严重的腹膜刺激征(腹部的压痛、反跳痛、肌紧张),提示有可能出现了比较严重的消化液渗漏或内脏器官破裂,二次手术就有可能要实施了。我中心二次手术较少,近10年腹膜后肿瘤的非计划二次手术率不到0.5%,虽然二次手术是所有外科医生、患者及患者家属都不愿看到的事情,但这一方面与患者自身的肠管、全身情况有很大关系,另一方面,目前的医疗手段无法做到百分百避免,只能尽最大的努力将概率降到最低。

59 身上那么多的管子、袋子,什么时候才能拔?

这么多导管都是腹膜后肿瘤术后常见导管,如鼻吸氧管、胃管、鼻空肠管、中心静脉置管、腹腔引流管/盆腔引流管、尿管等。护士会固定好相应管道,并保持其通畅。

(1)鼻吸氧管:低流量持续吸氧有助于提高血氧饱和度,帮助患者的呼吸系统尽快恢复正常。对于开腹、开胸的一些大手术来说,容易造成机体的应激反应,患者的呼吸功能或多或少都会受到一些影响,所以需要吸氧来维持生命。

(2)胃管:留置胃管主要起到鼻饲及胃肠减压的作用。

(3)鼻空肠管:鼻肠管是将导管由鼻腔经食管插入小肠,主要用于不能经口进食患者的肠内营养,通过鼻空肠管供给食物和药物,保证患者摄入足够的热量、蛋白质等多种营养素,满足其对营养和治疗的需要,促进康复。

（4）中心静脉导管:经皮肤直接自颈内静脉、颈外静脉、锁骨下静脉和股静脉等进行穿刺,沿血管走向直至腔静脉的插管,导管尖端上腔静脉下1/3与右心房连接处,即右心耳处,建议使用时间1周左右。是术后各类静脉药物治疗所需,如测中心静脉压力判断是否存在血容量不足或心功能不全、作为需要输大量输血、补液的输注通道,特别以输注某些高浓度刺激性大的药物、血管活性药物、全静脉营养液等。

（5）腹腔引流管/盆腔引流管:排出局部或体腔内的积液、积脓、积血等,起到预防和治疗感染的作用;保证缝合部位愈合良好,减少并发症发生。伤口无菌敷料覆盖,腹带包扎,伤口的护理主要由医护人员完成,但患者和家属也应注意观察伤口有无出血、渗血渗液,如有渗液及时通知医生换药,防止伤口感染。

（6）导尿管:是外科手术最常见的导管,是把膀胱内的尿液引流至尿袋内,也是利于术后更好地观察小便颜色、性质及量的变化,这也是家属在陪护时需要关注的,小便的多与少直接反映出患者本身对补液量的需求。正常人平均每日小便量1 500 ～ 2 500 mL（图46）。

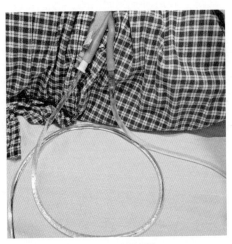

图46　导尿管

这种白色液体,在临床上称为乳糜漏,是指胸导管或淋巴管主要分支破损引起乳糜液溢出。最早是在甲状腺癌行颈部淋巴结清扫手术出现,但随着肿瘤患者的增多,肿瘤根治性切除后淋巴结清扫范围的扩大,现临床上几乎各种恶性肿瘤根治切除+淋巴结清扫手术都有可能出现。其原因目前认为是主要的淋巴管分支没有结扎或者结扎线脱落所引起。乳糜漏每日最小引流量80 mL,最大可达4 000 mL左右。常规乳糜漏液颜色表现为乳白色液体,但并非所有的乳糜漏都表现为典型的乳白色液体,主要取决于饮食中脂肪的含量。普通饮食中含有大量长链三酰甘油,经肠道吸收后进入淋巴系统,增加乳糜液的形成。术后早期由于未能正常进食,乳糜液混在引流液中而不易被发现,引流液呈淡黄或淡红血清样外观。术后2~5日正常进食时发生乳糜漏,创面引流液以淋巴乳糜液渗出为主,引流液颜色变为乳白色,较易发现。因此术后在早期及禁食情况下,易忽视乳糜漏发生。观察引流液48小时量不减少,引流中有乳糜样物,应考虑为乳糜漏,乳糜定性阳性可确诊。发生乳糜漏时,需进行的治疗如下。

(1)注意保持引流管的通畅性,有利于观察引流液颜色、性质及量等相关信息;若每日引流量低于最小量时,可尝试性进行夹闭管路,通过自身的吸收达到痊愈的效果,这样也可避免机体营养物质进行性流失。

(2)饮食控制:若引流液小于100 mL/d时,可给予高热量、高蛋白质、低钠、低脂饮食,食物中宜仅含中链三酰甘油,直接经门静脉吸收,减少乳糜液量产生。若引流液大于100 mL/d时则需禁食,改为静脉肠外营养支持1~2周,一方面让肠道得到充分的休息而减少淋巴液的生产,另一方面为机体提供营养而促进乳糜漏的恢复,利于淋巴管的创口愈合。

（3）药物治疗：当乳糜漏量较大时，可遵医嘱使用生长抑素及其类似药物治疗，它可明显减少肠道对脂类物质的摄入，降低胸导管三酰甘油含量及减弱淋巴管道流动；也可减少胃肠及胰腺分泌、抑制肠道肌肉活动、延缓肠道吸收、减少内脏血流，进一步减少淋巴液产生。除了持续微泵生长抑素，还可使用奥曲肽治疗或者联合治疗。应用生长抑素及类似药物时，需关注血糖变化，主要是由于生长抑素可升高血糖浓度。

（4）其他治疗：若上述治疗方式均无效，乳糜漏量仍然持续高于1 000 mL/d，可考虑漏口缝合、栓塞术、分流术等有创手术治疗。随着医疗事业的发展，当保守治疗及手术治疗对乳糜漏无效的情况下，使用放疗也可以取得良好的疗效。

61 做完手术该怎么躺比较好？能不能动？

做完手术可以动，但不是随便动。俗话说，三分治疗七分护理，术后麻醉清醒2～6小时后可取半卧位，有利于炎症局限，减轻切口疼痛，有利于呼吸。术后翻身、叩背，每2小时1次，翻身困难时，借助两边床栏或者家属帮忙。目的是利于伤口引流，防止肺部感染和压疮。

62 什么时候开始做抬臀和四肢伸展运动？可以下床吗？

手术当日鼓励患者在床上行足背伸屈运动及抬臀运动。制订活动计划：术后第一日，如无特殊情况，鼓励下床活动。下床活动需循序渐进，首先抬高床头坐位10～15分钟，逐渐过渡至在床旁坐位，双脚蹬地，如患者无头晕及出冷汗等情况，可扶患者在床旁站立5分钟，无不适的情况下逐渐增加活动量，甚至是下床走动都是可行的。

都说能吃恢复快,什么时候可以喝水、吃东西?

如手术未行胃肠道重建则待肛门排气后,先进食流质,后过渡到半流质,逐渐过渡到普食。若行胃肠道重建吻合术的患者,术后不能及时经口进食者,此时留置鼻空肠管,则需遵医嘱实施肠内营养。肠内营养系通过口服或管饲等方式经肠道提供代谢需要的热量及营养基质,补液后一般无不适情况发生。也可通过输液的方式,使不能或不愿正常摄食的患者的营养状态得以维持并改善(图47)。

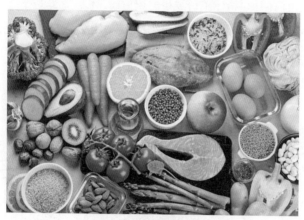

图47　术后健康饮食

64 **术后输什么液体可以让患者不吃不喝还能不缺营养呢?**

肠外营养液,也是我们俗称"牛奶",肠外营养主要为外科各种大手术前后提供营养支持,避免因机体营养供给不足导致的器官功能受损、免疫力低下和康复延迟等,如各种腹膜后肿瘤、胃肠肿瘤、肠瘘、短肠综合征等。它是指通过静脉途径提供人体代谢所需营养物质,包括脂肪乳剂、糖类、氨基酸、维生素、电解质及微量元素等,使不能主动进食的患者维持良好的营养状况。目前临床工作者认为,全肠外营养液优于单用氨基酸提供的蛋白质和单用脂肪乳、葡萄糖提供的热量。输入这类液体时,需要通过大静脉输入,如中心静脉导管、PICC管、输液港等管道输注。在输注过程中,我们需要关注输液者的体温,有无恶心、呕吐、盗汗等不适主诉。如有上诉症状出现,请及时告知医护工作者。

人血白蛋白是血液制品的一种,俗称"生命制品"。它是从健康人的血液中提炼加工而成,直接静脉注射到患者体内。临床上主要用于失血创伤和烧伤等引起的休克、脑水肿,以及肝硬化、肾病引起的水肿或腹水等危重病症的治疗,以及低蛋白血症患者。白蛋白是人体的一种重要的蛋白质,是机体不可缺少的蛋白质,术后适量的补给白蛋白可以有效地增强身体的免疫力,可以维持人体内血浆胶体渗透压,能够保持机体内的平衡,也可以起到调节作用等,促进手术伤口愈合(图48)。

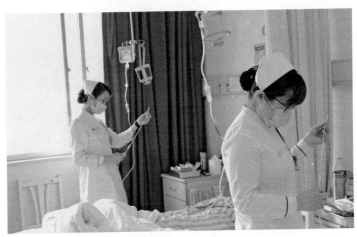

图48　术后通过输液补充能量

65　**有些患者术后需要戴个造口袋,那有什么用途?**

有的患者,肿瘤并没有侵犯肾脏,而是侵犯了输尿管或者膀胱,从而不得不联合切除输尿管或者膀胱,这部分患者就需要考虑尿流改道了。尿流改道,顾名思义,就是改变尿液自正常尿道口排出的手术,尿流改道手术包括输尿管皮肤造口术、回肠膀胱术、尿粪合流术(输尿管乙状结肠吻合术)、肾造瘘术。无论是联合膀胱切除,身体没有了储存尿液的地方,还是一侧或双侧输尿管做了部分切除,肾脏失去了与膀胱的通道,尿液都无法自正常尿道口排出,我们就不得不行尿流改道术了。输尿管皮肤造口是尿流改道一个不错的选择,即将输尿管末端缝合于腹壁上的开口,说得直白一点,尿液以后从肚皮上的输尿管开口流出,输尿管开口需要留置支架管,肚皮上需要留置造口袋收集自支架管流出的尿液,根据病情,有可能一侧造口,也可能在腹壁两侧造口。相对尿流改道的其他手术方式来说,手术耗时较少,不骚扰肠道,手术风险相对较低,不过,跟其他尿流改道方式一样,术后患者生活质量会下降不少(有时候真的很无奈,为了彻底切除肿瘤需要"牺牲"的不只是脏器功能,还有生活质量),还需要长期留置并定期更换输尿管支架管,造口护理也成了患者家属的"必修课"。不过目前造口的护理技术都比较成熟,又有专门的造口师指导,在日常生活中稍加注意,皮肤造口对生活的影响已经很小了(图49)。

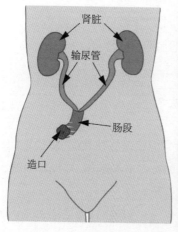
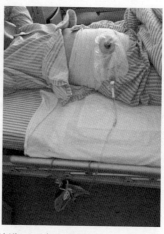

图49　输尿管皮肤造口、造口袋

66 **肚子上多了个造口袋是麻烦事，这该如何护理呢？**

不要害怕，相信医生跟患者本人及家属都沟通过了这个手术方式，肚子上的袋子就是医学上说的输尿管皮肤造口或肠造口，是用来排小便（大便）的地方。根据专业知识和护理经验，总结出一套造口袋更换口诀，能有效帮助患者及其家属在短时间内掌握造口袋更换技巧，内容如下："一揭二擦三检查、四量五剪待干燥、六撒七抹八上膏、九贴十封快捂牢。"

造口更换流程　用物准备：将换药碗置于造口侧→湿棉球（采用生理盐水或者温开水把棉球浸湿）边擦边撕下造口底板（动作轻柔）→（支架管置于干净的换药碗内）→取下造口夹→对折置于清洁袋内湿棉球清洗造口周围皮肤→观察造口乳头及周围皮肤情况→待干（按需使用造口护肤粉→干棉球去除多余护肤粉）造口量尺测量造口大小→水笔在造口底板背面记号（比造口大 1～2 cm）→剪刀剪出造口圈→检查大小合适度→根据需要使用充填防漏膏（防漏圈）确保皮肤平整（湿棉球按压充填）撕去底板保护纸→按需要方向粘贴底板→按压内圈→二件式者连接造口袋→检查密闭性→用手按压 5 分钟→连接集尿袋或使用造口夹加紧开口袋尾端。手捂住造口底板，用吹风机开暖风在手的上方旋转式吹造口底板，以增加造口底板与皮肤的黏性。

67 **腹膜后肿瘤复发怎么办？**

首先需要明确的是，并不是所有的腹膜后肿瘤都会复发。很多良性的腹膜后肿瘤复发的概率很低，如神经节细胞瘤、神经鞘瘤等，而一些恶性的腹膜后肿瘤，通常存在复发的危险。

针对这些腹膜后恶性肿瘤而言，是否复发，复发快慢，主要取决于以下因素：① 肿瘤病理类型，首次肿瘤的侵犯范围，首次手术肿瘤切除程度,也包括患者精神及心理因素等。举例来说,腹膜后脂肪肉瘤、平滑肌肉瘤、胃肠间质瘤等,复发的概率较高,不少患者都将面临与肿瘤的持久斗争。② 首次手术时,患者肿瘤体积巨大、侵犯范围大的患者,更容易复发。③ 首次手术切除如果能达到完整切除,术后出现复发的时间可能会较晚,而如果首次手术进行姑息性切除或部分切除,术后复发的时间较早,概率较大。④ 患者术后的良好的生活习惯和对待生活的心态也很重要,目前已经有研究显示,患者的心态对于患者的预后具有重要的影响。

68　如果发现腹膜后肿瘤复发,还可以再做手术吗?

首先我们讨论"需不需要做手术"。有些良性肿瘤患者,如果出现了复发,在不影响功能、肿瘤生长非常缓慢的情况下,甚至不需要进行手术治疗。只需要密切复查,观察肿瘤的变化,如果肿瘤变化较大,有明显的体积增长再进行手术治疗。而对于一些腹膜后恶性肿瘤患者而言,如果出现肿瘤复发,通常是需要手术的。这是因为根据美国NCCN指南以及国内专家共识的观点,腹膜后恶性肿瘤复发后,对于能够进行手术切除的患者,手术仍然是最佳的治疗手段。同时,还要看患者是否出现了远处转移,如果患者已经有了很多部位的远处转移,就要评估是局部病灶更加致命还是远处转移更加致命,对于有远处转移的患者,手术的决策通常需要更加小心。

接下来我们讨论"能不能做手术"。患者能不能手术,需要考虑以下方面:

(1)患者是否能够耐受手术,手术切除的风险是否过大?

(2)切除后患者的各项功能能保留多少?

(3)患者这次切除后能够有多少益处?

有些恶性程度非常高的肿瘤,在第一次手术进行了比较彻底的切除后，仍然出现几个月内就复发，并且肿瘤生长的速度达到每个月2 cm直径以上，这样的患者接受再次手术切除的效果是比较有限的。手术切除后，在短时间内会再次复发，这样手术带来的益处甚至抵不过手术带来的危害。以上几点是判断是否给患者进行手术的主要依据。

同时，我们还要区分这里的手术是"腹膜后肿瘤切除术"还是一些为缓解症状的"姑息性手术""减瘤手术""胃肠短路手术""肠道造口手术"。后者的手术指征相对比较灵活，手术目的是缓解肿瘤导致的各种症状，比如压迫神经导致剧烈疼痛，压迫消化道导致消化道梗阻等。这些手术需要根据患者的临床症状来判断。

69 腹膜后肿瘤复发后的二次手术是不是和第一次的差不多？

复发患者进行手术，手术的风险要大于第一次手术，手术难度相对较高，在高水平的三甲医院才有医生能够完成这样的手术，这是因为：① 复发手术患者的组织正常结构异常，原本规律的腹腔脏器的位置出现改变；② 肠粘连等腹腔内部器官粘连，导致手术中通常需要首先进行"广泛肠粘连松解术"，不仅耗费大量的手术时间，而且肠粘连松解时，肠壁脆弱的患者会出现肠瘘等并发症；③ 复发患者常常可能存在多发肿瘤，肿瘤位置更加广泛，手术范围可能更大，同时联合切除相关器官的可能性也更大，手术的复杂程度明显增加，可能出现肠道造口、输尿管皮肤造口等肠道、尿道改道手术方式。面对这些困难，最适合进行腹膜后复发肿瘤切除的医生就是具有丰富的二次手术经验、有普外科扎实基础以及缝合血管技术，能够独立完成肠道、泌尿系统手术的有跨学科经验的医生。

不同水平的医院，不同技术的医生，对于同一个病例，可能有很多不同的答案，有些人认为没办法开刀了，而有些技术水平更高的医生会觉得并不是很难。

但是，如果出现了腹膜后肿瘤复发，特别是复查时肿瘤已经非常大的患者，能够手术已经实属不易，存在极大的风险，术后可能遇到的情况很多，也不能因为医生说有信心做手术就有一些不合理的、过高的心理预期。

70 发现腹膜后肿瘤复发，要立即做手术吗？

这个问题不能一概而论。我们不能单单将腹膜后肿瘤当作一个疾病来看待，而是要将腹膜后肿瘤的患者当作一个整体来看待。跳出单独评估这个肿瘤是否能切除的局限，而是全面评估这个患者，什么时间切除这个肿瘤或者是否切除这个肿瘤给患者带来的益处最大。

根据国际上的一些研究，如果患者是软组织恶性肿瘤，生长速度相对比较慢的，发现肿瘤复发时肿瘤直径小于10 cm，并且没有处于关键位置，不影响相关器官功能，可以暂缓手术并给予密切观察；而当肿瘤大于10 cm，或者肿瘤生长速度较快、肿瘤位置危险或者影响相关器官时，就需要手术进行治疗（图50）。

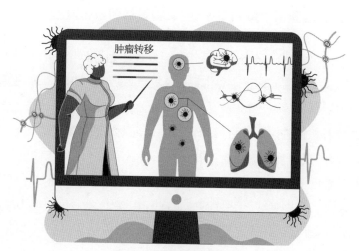

图50　肿瘤转移和复发

71　腹膜后肿瘤复发，如果做不了手术怎么办？

有些患者，虽然按照医生指示的时间进行密切的复查，仍然可能不能进行手术，这些情况包括：患者的身体状况太差无法耐受手术、肿瘤已经全身多处扩散、肿瘤包绕血管过多，手术会损伤大血管、肿瘤侵犯重要及必需的人体器官等。如果完整切除的手术做不了，那么可以进行一些缓解症状的姑息性手术，如肠造瘘、输尿管皮肤造口、肾造瘘等，目的不是治愈疾病，而是尽量改善患者的症状，争取提高患者的生活质量，延长患者生存时间。

对于这部分患者，可以考虑化疗、靶向治疗、粒子植入等治疗手段，有一些研究证实上述的治疗方法可以在一些患者中获得病情缓解的效果。

腹膜后肿瘤复发，是所有患者最害怕、医生最头痛的问题，但是一旦出现了复发，我们只有联起手来，选择最佳的治疗方式，权衡一切的治疗手段的利弊，尽量改善患者的生存。

72　腹膜后肿瘤切除术后，患者该如何进行复查？

对于手术后的患者，了解自己的复查计划是每个患者都十分关心的。① 良性腹膜后肿瘤术后3月复查CT或者MRI，目的主要是判断术后创面等恢复情况，若无异常此后无须进行复查。② 交界性肿瘤或者恶性肿瘤则需要终身随访。研究发现腹膜后恶性肿瘤术后15 ～ 20年仍可复发。复查主要根据患者临床症状以及B超、CT或者MRI等辅助检查结果，具体的辅助检查选择因根据患者病情不同由医生来决策。交界性或者恶性肿瘤复查间隔，建议术后每3个月随访评估1次，2年以后建议每6个月进行1次随访评估，5年以后每年随访评估1次。

腹膜后肿瘤
治疗新技术

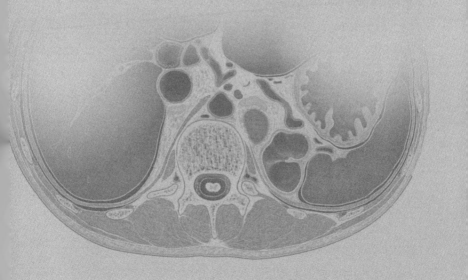

73 腹膜后肿瘤患者在什么情况下需要放疗？

腹膜后肿瘤总的5年生存率为33%～39%,预后因素包括分级、不全切除和无法切除。肉眼残留和转移者中位生存时间为10个月。软组织肉瘤属于放疗低度敏感性肿瘤,对于大对数的肉瘤如纤维肉瘤、骨肉瘤等单纯放疗几乎无效,所以一般不做根治性放疗,通常做术前放疗、术中放疗和术后放疗,希冀通过放射治疗降低局部复发乃至改善患者生存的研究越来越多。

放疗对于腹膜后肉瘤的应用是有争议的。有的研究认为,目前没有证据表明脂肪肉瘤对放疗敏感,因此,患者术后一般不进行辅助放疗。但是,迄今为止关于放疗对腹膜后肉瘤的最大研究,共9 068例患者纳入研究,其中,术前放疗组563例,术后放疗组2 215例,单纯手术组6 290例。结果表明,无论术前放疗还是术后放疗组均较单纯放疗组显著提高了总生存率。这些数据为对手术切除的腹膜后肉瘤的患者接受放疗提供了有力证据支持。我们也期待正在进行的关于腹膜后肉瘤的术前放疗的前瞻性随机对照EORTC实验的结果(62092-22092;NCT01344018)。该实验将对比术前放疗较单纯手术是否会带来局部控制和生存获益。另一个关于腹膜后肉瘤的多中心研究,共入组1 007例患者,结果表明,放疗会为肿瘤的局部控制带来获益,但并没有带来总生存的获益,可能因为随访时间短,局部控制获益还没有进一步转化为总生存的获益。虽然腹膜后肉瘤手术增加放疗带来总生存时间的获益的研究证据较少,但增加放疗会带来局部控制的获益足以证明增加放疗的合理性。虽未达成共识,多数研究也显示了进一步研究的前景。

需要指出的是,术中和术后放疗不能成为R2切除等非根治性手术的补救措施,可能情况下,首选再次手术彻底切除肿瘤。根据2019年原发性腹膜后肿瘤的中国共识,鉴于目前现状,不推荐所有肿瘤可完整切除的患者常规接受局部放射治疗,但鼓励此领域中进行设计严谨并严格实施的临床研究(B级证据,2级推荐)。

通过放疗能如何治疗腹膜后肿瘤？

术前放疗的目的是缩小肿瘤,降低分期,为手术完整切除肿瘤创造机会;降低肿瘤细胞的活性,即使肿瘤细胞被种植到其他部位也难以存活;闭锁微小血管,减少播散机会。相对于术后放疗,术前放疗的优点如下:术后放疗由于肠道的移位无法给予靶区更高剂量,术前放疗可以给予肿瘤相对较高剂量;不改变解剖结构,更准确地勾画靶区;术前肿瘤的血运丰富,放疗敏感性较术后高,因此,理论上,术前放疗较小的剂量可以获得同样的疗效。术前照射剂量一般为45 ~ 50.4 Gy,单次分割剂量为1.8 ~ 2.0 Gy,25 ~ 30次,每周5次。

表 1　组织肉瘤术前放疗策略

适应证	Ⅰ级推荐	Ⅱ级推荐	Ⅲ级推荐
Ⅱ期($T_1N_0M_0$,G_{2-3})	术前放疗 (1A 类证据)		
Ⅲ期($T_2N_0M_0$,G_{2-3} 或 $T_{3-4}N_0M_0$,G_{2-3})	术前放疗 (1A 类证据)	术前同步放化疗 (2B 类证据)	

术后放疗目的:清扫未能切除的肿瘤、亚临床病灶或术中可能种植的瘤细胞,对于一些有术后复发高危因素的患者,对肿瘤的瘤床以及周边做术后辅助放疗可降低肿瘤复发的风险。多个临床研究证实术后放疗的价值,可以提高局部控制率和改善生存期。术后放疗间隔时间越短越好,伤口愈合后即可放疗,一般不超过1个月。术后照射剂量一般为45 ~ 50.4 Gy,单次分割剂量为1.8 ~ 2.0 Gy,25 ~ 30次,每周5次。如果术后切缘阳性,根据患者反应,可在瘤床部位适当加量。治疗期间随着剂量的增加,放疗的不良反应会增加。

表 2　软组织肉瘤术后放疗策略

适应证	Ⅰ级推荐	Ⅱ级推荐	Ⅲ级推荐
Ⅰ A期($T_1N_0M_0/G_1$),切缘不足		术后放疗(2B类证据)	
Ⅰ B期($T_{2-4}N_0M_0,G_1$),切缘不足	术后放疗(2A类证据)		
Ⅱ期	术后放疗(2A类证据)		
Ⅲ期	术后放疗(2A类证据)		
术前放疗后,切缘阳性或肉眼残存		术后放疗补量(2B类证据)	

75　**哪些腹膜后肿瘤对放疗敏感？哪些对放疗不敏感？**

目前比较肯定地认为放射治疗对亚临床病灶是敏感的、有效的,但有些软组织肉瘤的敏感性是难以预测的。腹膜后转移肿瘤对放疗的敏感性因原发灶不同而不同,原发肿瘤为淋巴瘤、白血病、精原细胞瘤、小细胞肺癌等为放疗高度敏感肿瘤;原发肿瘤为宫颈癌、子宫内膜癌、前列腺癌、直肠癌等为放疗中度敏感肿瘤;原发肿瘤为软组织肉瘤、恶性黑色素瘤、骨肉瘤、肾癌等为放疗低度敏感肿瘤。

76　**放疗技术那么多,到底哪种最合适？**

腹膜后肿瘤的是否需要放疗,以及采用哪种方式放疗、是否需要联合化疗等其他治疗,由医生根据具体病情做出判断。一般情况下,腹膜后原发肿瘤或转移淋巴结的放疗，在满足肠道的剂量限制前提下，建议转移淋巴结照射剂量50～66 Gy，甚至更高，周围淋巴引流区建议剂量45～50.4 Gy，单次剂量1.8～2.0 Gy，采用IMRT技术，每周5次。如果是单纯的腹膜后孤立性肿瘤，且最大径不超过5 cm，可采用SBRT治疗，一般分割次数为3～8次，单次剂量为5～10 Gy，临床上采用最多的设备是射波刀（CyberKnife）（图51），治疗时间为每次40～60分钟，将在1周左右时间内完成治疗。术前放疗和术后放疗一般采用IGRT引导的IMRT技术（图52）。腹膜后肿瘤放疗时，需要保护的正常组织和器官有：胃、十二指肠、小肠、肝脏、双肾、脊髓等。总的来说，不同肿瘤放疗采用的处方剂量、分割次数等不尽相同。

此外，目前临床研究正在探索使用质子、重离子放疗来治疗软组织肉瘤。质子、重离子的独特优势在于其能量释放特点即"布拉格峰"，射线达到一定深度后将能量集中释放在肿瘤区域，而周围正常组

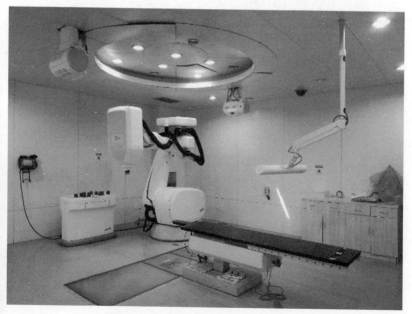

图51　先进的放疗设备——射波刀

织受到的照射剂量很小，缺点是费用较昂贵。对放疗抗拒、分化好或生长慢的软组织肉瘤，以及一些晚期不能手术的患者，可使用光子束和快中子混合照射技术（图53）。

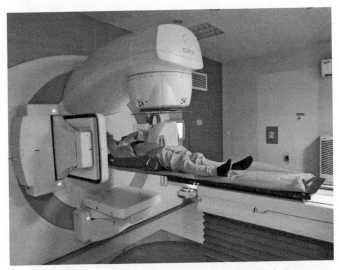

图52 直线加速器IMRT正在进行放射治疗

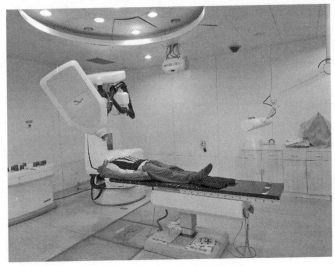

图53 射波刀SBRT治疗中

马上就要开始放疗了,具体流程是什么?

腹膜后肿瘤放疗的作业流程

环节	作 业 规 范
准备 ↔	• 治疗前完成相关检查,包括血常规、肝肾功能、凝血功能等 • 评估患者的体能状态
金标植入 ↔	• 若行射波刀治疗,由医生判断是否需要将金标植入肿瘤中 • 若需要,靶病灶行B超或CT引导下穿刺植入金标术,术后1周定位 • 若不需要、患者拒绝穿刺或穿刺有禁忌证的则采用X-sight spine追踪方式 • 若行IMRT,则无须金标植入
体模制作 ↔	• 患者取舒适体位(仰卧位或俯卧位)于体模上,为患者做专属体模 • 将写有患者姓名、病案号、体位等信息的标签贴于体模上,留待治疗用
CT定位 ↔	• 若行直线加速器IMRT治疗,定位时需要在患者身上画三个"十字架",用来指导摆位;若行射波刀治疗则无须在患者身上画定位线 • 行增强CT扫描 • 传输图像至靶区勾画系统
靶区勾画 ↔	• 勾画靶区:GTV、CTV、PTV,勾画危及器官:肝脏、脊髓、胃、肠道、肾脏等 • 确定靶区剂量及危及器官限量 • 上级医师确认靶区,将CT图像和靶区传输至主机,交物理师制订放疗计划
计划制订 ↔	• 物理师制订、优化放疗计划
计划确认 ↔	• 医师确认射野、靶区处方剂量及危及器官限量是否达到要求
复位 ↔	• 行直线加速器IMRT治疗者,需根据计划要求行复位
治疗 ↔	• 技师摆位 • 治疗 • 治疗期间每周复查血常规,有任何不适及时跟主管医生沟通

图54 放疗具体流程

放疗过程中可能出现哪些不良反应？该如何应对？

腹膜后肿瘤放疗的不良反应根据出现的时间分为：早期反应和晚期反应。早期反应是指在放疗期间及放疗后3个月内出现的反应。晚期反应指放疗结束后3个月以后出现的不良反应。

常见的早期不良反应有乏力、恶心、呕吐、皮肤反应、腹痛、腹泻、骨髓抑制等。患者在治疗过程中会感到不同程度的乏力和疲倦，个体差异大，持续的时间亦不同，引起乏力的原因有贫血、感染、焦虑、活动不足、药物反应以及每天往返的交通疲劳等。皮肤反应：乏力所致的皮肤反应仅发生在放疗区域，类似于太阳晒伤的表现，主要为皮肤发红、瘙痒、脱皮、水疱、溃疡、红肿等，个体差异大，通常在放疗开始的数周出现，部分反应会很快消失，部分反应会存在较长时间，腹膜后肿瘤由于距离皮肤表面位置较深，放疗后发生皮肤反应较轻微，且发生概率较小。恶心、呕吐等胃肠道反应：因腹膜后肿瘤距离腹腔肠道较近，因此发生食欲欠佳、恶心、呕吐等反应常见，个体差异大，通常出现在当日放疗结束后30分钟到数小时，建议予以止吐、护胃、补液等处理。腹痛、腹泻：由于肠道受到射线作用而发生的反应，个体差异大，严重时给予止泻等对症处理。骨髓抑制：表现为白细胞降低、血小板降低、贫血等，因此治疗期间要求患者每周复查血常规，若有异常及时处理，必要时暂停放疗。综上所述，这些早期反应基本会在治疗后3个月内自愈，严重时对症处理。

晚期反应包括胃肠道溃疡，甚至穿孔，晚期反应出现在治疗后几个月甚至几年内，发生概率很小，需要积极处理，必要时进行外科干预。

因此，建议患者在放疗期间选择高热量、高蛋白质、高维生素、低脂肪、易消化、易吸收的清淡饮食，忌油腻、辛辣、刺激食物。同时也可选用人参、红枣、薏米仁等有利于提高机体免疫功能的食物，鼓励患者多喝水，多吃新鲜蔬菜水果(图55)。

相对高蛋白质、低糖、低脂肪食物

	蛋白质 （克/百克）	脂肪 （克/百克）	碳水化合物 （克/百克）	热量 （千卡）
猪血	12.2	0.3	0.9	55
牛肚	14.5	1.6	0	72
羊（里脊）	20.5	1.6	1.6	103
兔肉	19.7	2.2	0.9	102
乌骨鸡	22.3	2.3	0.3	111
鸭血	13.2	0.4	0	56
鸭肫	17.9	1.3	2.1	92
火鸡胸脯肉	22.4	0.2	2.8	103
鹌鹑	20.2	3.1	0.2	110
蛋清	11.6	0.1	3.1	60
黄鳝	18.0	1.4	1.2	89
罗非鱼	16.0	1.0	1.0	77
泥鳅	17.9	2.0	1.7	96
黑鱼	18.5	1.2	0	85
老板鱼	18.5	0.5	0.6	81
沙丁鱼	19.8	1.1	0	89
比目鱼	21.1	2.3	0.5	107
中国对虾	18.3	0.5	1.6	84
龙虾	18.9	1.1	1.0	90
蟹肉	11.6	1.2	1.1	62
扇贝（鲜）	11.1	0.6	2.6	60
蛤蜊（平均）	10.1	1.1	2.8	62
海参（鲜）	16.5	0.2	2.5	78
乌贼（鲜）	17.4	1.6	0	84
生蚝	10.9	1.5	0	57
青蟹	14.6	1.6	1.7	80
鳕鱼	20.4	0.5	0.5	88
麦穗鱼	18.4	0.6	1.2	84

数据来源：《中国食物成分表》第2版

图55 高热量、高蛋白质、高维生素等饮食

79　腹膜后肿瘤患者在什么情况下需要化疗？

化疗是指用化学药物，通过静脉、口服或其他途径到达肿瘤患者体内，抑制或杀灭癌细胞的治疗手段。化疗主要是用于晚期转移或有很强转移倾向的肿瘤患者，也可用于手术前患者的辅助治疗。

常见的腹膜后肿瘤根据不同的化疗敏感性大致分为4类：① 高度敏感性：尤文肉瘤、胚胎性/腺泡性横纹肌肉瘤等；② 中高度敏感性：滑膜肉瘤、黏液性/圆细胞脂肪肉瘤；子宫平滑肌肉瘤等；③ 中度敏感性：多形性脂肪肉瘤、黏液纤维肉瘤、上皮样肉瘤、多形性横纹肌肉瘤、平滑肌肉瘤、恶性外周神经鞘膜瘤、血管肉瘤、促结缔组织增生性小圆细胞肿瘤、头皮和面部的血管肉瘤等；④ 低敏感性：去分化脂肪肉瘤、透明细胞肉瘤等；⑤ 极低敏感性：腺泡状软组织肉瘤、骨外黏液性软骨肉瘤等。

腹膜后肿瘤患者，常见的化疗方式可分为：术前化疗，术后化疗，姑息性化疗等。

术前化疗，主要用于手术难度相对较大的患者，包括肿瘤体积偏大，肿瘤侵及血管神经，或累及周围脏器等情况，单纯手术治疗可能会导致肿瘤不能被完整切除。

术后化疗，主要是降低患者肿瘤复发或转移的可能性，改善患者的预后。

姑息性化疗，主要适用于不能手术的晚期肿瘤患者，缩小肿瘤体积，改善患者症状，延长患者的生存时间，以达到治疗目的。

80　哪些腹膜后肿瘤对化疗敏感？哪些对化疗不敏感？

横纹肌肉瘤，主要以多形性横纹肌肉瘤对化疗比较敏感。若手术难度较大，可选择术前化疗，根据危险程度的不同选择不同的化疗方案：低危患者选用VAC方案（长春新碱+更生霉素+环磷酰胺，12周）；中危患者选用VAC/VI方案（长春新碱+更生霉素+环磷酰胺/长春新碱+伊立替康，交替12周）或VAC方案（长春新碱+更生霉素+环磷酰胺，12周）；高危患者推荐VAC/VI方案（长春新碱+更生霉素+环磷酰胺/长春新碱+伊立替康，交替12周）。

尤文肉瘤可选择的化疗方案：术前化疗可选VCD/IE（长春新碱+多柔比星+环磷酰胺/异环磷酰胺+依托泊苷，交替4周期）或VCD方案（长春新碱+多柔比星+环磷酰胺，4周期），术后继续化疗13次；VAI方案（长春新碱+更生霉素+异环磷酰胺）；VIDE（长春新碱+异环磷酰胺+多柔比星+依托泊苷）；VACA（长春新碱+环磷酰胺+更生霉素+多柔比星）。

非多形性横纹肌肉瘤，胃肠道间质肿瘤或侵袭性纤维瘤病，可选择的方案：A（多柔比星）；AI（多柔比星+异环磷酰胺）；MAID（美司钠+多柔比星+异环磷酰胺+达卡巴嗪）。对于转移性非多形性横纹肌肉瘤患者姑息性化疗方案可选择：VAC/VI/VCD/IE方案（长春新碱+更生霉素+环磷酰胺/长春新碱+伊立替康/长春新碱+多柔比星+环磷酰胺/异环磷酰胺+依托泊苷，交替）。

81　化疗过程中可能出现哪些不良反应？该如何应对？

（1）呕吐：接受化疗的肿瘤患者往往会出现比较严重的恶心和呕吐等症状，对患者个人状态、生活质量以及后续治疗产生很大的影响。因此，肿瘤患者化疗期间应常规接受止吐治疗。常见止吐药物可分为以下几类：多巴胺受体拮抗剂、5-HT3受体拮抗剂、多巴-5-HT3受体拮抗剂和NK1受体拮抗剂。患者根据化疗药物致吐风险高低选择不同治疗方案：① 高度致吐化疗方案：可在化疗前选用5-HT3受体拮抗剂联合地塞米松和NK1受体拮抗剂进行预防；② 中度致吐化疗方案：第1天选用5-HT3受体拮抗剂联合地塞米松，第2～3天继续使用地塞米松方案；③ 低度致吐化疗方案：可选择单一止吐药进行预防；④ 轻微致吐化疗方案：对于无恶心和呕吐史的患者，化疗前可不使用止吐药物；⑤ 多日化疗所致呕吐的预防方案：标准治疗是5-HT3受体拮抗剂联合地塞米松。此外，建立良好的生活习惯也能改善患者的呕吐状况，如少吃多餐，控制饮酒，避免摄入过冷、过热或辛辣等刺激性的食物等。也可通过对患者进行心理疏导，缓解患者的精神压力以帮助患者改善呕吐症状。

（2）骨髓抑制：是指骨髓中的血细胞前体的活性下降，导致血液中的血细胞数量减少。化疗所致的骨髓抑制多发生在使用药物10天左右，随着用药时间延长，毒性会逐渐加重。患者根据化疗药物致血细胞降低种类的不同采用相应的治疗方案：① 粒细胞缺乏：可预防性应用粒细胞集落刺激因子；② 血小板降低：可选用促血小板生成素或白细胞介素-11，血小板极低时可给予输注血小板治疗；③贫血：可选择促红细胞生成素或输血治疗。

（3）心脏毒性：研究显示，蒽环类药物有明显的心脏毒性，而且随着剂量增加逐渐加重。根据患者的基础情况不同，采取不同的预防策略：高危患者：既往接受过蒽环类治疗药物、高龄或有心血管疾病的患者，用药前应充分评估心脏毒性风险，避免或调整蒽环类药物的使用。药物应用过程中增加心脏功能的检测，如心脏彩超或肌钙蛋白等；低危患者，在蒽环类药物到达一定的累积量后，应用心脏保护药如ACEI/ARB、β受体阻滞剂、他汀类药物和右雷佐生等。一旦有心脏毒性症状，建议心内科医生协助诊治。

82 靶向治疗这么火，到底是什么？

靶向治疗，是在细胞分子水平上，对于已经明确的致癌基因或蛋白，设计特异性的结合药物,使药物进入体内尽可能地针对肿瘤进行治疗,减少对正常或周围组织的损伤,这种治疗被称为靶向治疗。一般情况下,腹膜后肿瘤首选手术治疗,靶向治疗多用于晚期腹膜后肿瘤的治疗。

靶向药物种类可分为:抗体药物(大分子)和激酶抑制剂(小分子)。小分子抗体主要是阻止信号分子的传导,而大分子激酶抑制剂主要是激酶的催化。常见的用于腹膜后肿瘤的靶向药物包括:帕唑帕尼、安罗替尼和瑞戈非尼等(图56)。

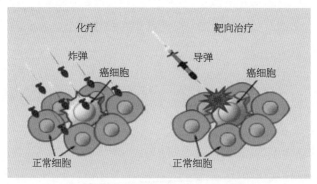

图56　靶向治疗和传统化疗

83　什么样的腹膜后肿瘤需要接受靶向治疗?

帕唑帕尼,是一种小分子酪氨酸激酶抑制剂,主要作用于VEGFR和PDGFR受体。帕唑帕尼是化疗失败后的软组织肉瘤的首选二线治疗药物。EORTC研究显示,41例平滑肌肉瘤患者在接受帕唑帕尼治疗12周时的无进展生存率达到44%。在转移性脂肪肉瘤中,接受帕唑帕尼治疗的患者在12周时无进展反应率高达68.3%,且在24周时仍有39%的患者保持无进展,44%的患者肿瘤得到控制。此外,帕唑帕尼还可作为腺泡状软组织肉瘤的一线治疗。肉瘤患者应用帕唑帕尼常见的毒副反应包括:腹泻、恶心、疲劳、高血压等。使用帕唑帕尼的患者应定期复查肝功能,严重肝功能不全的患者不建议使用。

安罗替尼,是一种多靶点酪氨酸激酶抑制剂,主要作用于VEGFR、PDGFR、FGFR和c-Kit等受体。研究显示,26例接受安罗替尼二线治疗的平滑肌肉瘤患者,12周时无进展生存率为69.23%。在另外一项针对转移性脂肪肉瘤和滑膜肉瘤患者的Ⅱ期研究中,安罗替尼治疗12周时无进展生存率可分别达到53.83%和63.83%。腺泡状软组织肉瘤的一线治疗方案可选择安罗替尼,因为这一种病理类型的患者,安罗替尼的治疗效果是非常的好,而这种类型的患者对于化疗的效果非常不好。应用安罗替尼的患者,除常规靶向药物的不良反应之外,还应关注甲状腺功能的变化。

瑞戈非尼,主要作用于VEGFR、PDGFR、BRAF和FGFR等受体。在滑膜肉瘤和平滑肌肉瘤中瑞戈非尼有一定的效果,可以改善多柔比星耐药的肉瘤患者预后。

哌柏西利,特异性的CDK4抑制剂,有希望成为高分化/去分化脂肪肉瘤患者一线治疗方案。研究显示,CDK4抑制剂哌柏西利在有CDK4扩增及视网膜母细胞瘤肿瘤抑制蛋白(retinoblastoma protein,pRb)表达的晚期高分化/去分化脂肪肉瘤患者中,能明显改善患者的无进展生存期。而在平滑肌肉瘤和滑膜肉瘤中,哌柏西利可能作为潜在的治疗药物。但在使用药物之前,建议通过基因检测来观察CDK4基因的表达情况。

舒尼替尼,一种小分子多靶点酪氨酸激酶抑制剂,主要作用于VEGFR、PDGFR、KIT和FLT-3等受体。在平滑肌肉瘤、脂肪肉瘤和腺泡状软组织肉瘤可能有效,尚需进一步研究。

克唑替尼和赛瑞替尼,作为竞争性酪氨酸激酶抑制剂,可用于炎性肌纤维母细胞瘤的治疗。但用药前,需要做ALK融合基因的检测。

注释:针对腹膜后肿瘤靶向药物的大型Ⅲ期临床实验尚不足,靶向治疗多用于晚期腹膜后肿瘤的二线治疗或者无法耐受一线治疗的患者。目前这方面的进展和变化非常快，药物也非常多，以上信息仅供参考，具体情况还要看当时最新的临床研究证据。

84 获得诺贝尔奖的免疫治疗是什么？

肿瘤的免疫治疗指的是利用免疫学方法及原理，调动机体本身的免疫系统活性，通过体液免疫以及细胞免疫途径抑制和杀伤肿瘤细胞的方法。随着肿瘤学和免疫学的发展，免疫治疗有望成为肿瘤三大传统治疗方法即放射治疗、化学治疗及手术治疗之外的第四种重要的肿瘤治疗方法。目前免疫治疗按照作用原理主要分为三大类：免疫检查点抑制剂、肿瘤疫苗及过继性免疫治疗。

免疫检查点是正常免疫系统中存在的调节免疫反应强度，维持自身抗原耐受性的抑制性信号通路。这些检查点在免疫激活后开始参与反应，作为减少炎症的自然抑制反馈环路发挥作用，减少免疫反应对周围正常组织可能造成的损伤。肿瘤免疫逃逸的主要机制便是通过利用这些免疫检查点来防止T细胞识别和杀伤肿瘤细胞。免疫检查点信号通路大部分是由配体与受体结合开始的，而这种结合可以被抗体干扰，使得利用抗体来抑制免疫检查点从而激活免疫系统抗肿瘤效应成为可能。当前美国食品药品监督管理局允许上市的免疫治疗抗体主要有两大类，其一为程序性死亡受体1（programmed death protein-1，PD-1）及其配体PD-L1；另外一种就是细胞毒T淋巴细胞相关抗原4（cytotoxic T lymphocyte-associated antigen-4，CTLA-4）。

疫苗是能刺激机体免疫系统产生特异性抗体，从而达到增强机体对某些特定病原体抵抗能力的免疫反应物质。肿瘤疫苗是通过肿瘤细胞或肿瘤抗原，即肿瘤特异性抗原及肿瘤相关抗原来激活自身免疫系统，从而达到清除或控制肿瘤生长的治疗方法。目前肿瘤疫苗分为4类：肿瘤细胞疫苗、蛋白疫苗、DNA疫苗及抗原疫苗。

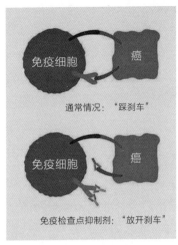

通常情况："踩刹车"

免疫检查点抑制剂："放开刹车"

图57　免疫检查点抑制剂

过继性免疫治疗指的是通过输注经体外扩增的具有抗肿瘤效应的免疫细胞或免疫因子来达到直接杀伤肿瘤或激活机体抗肿瘤免疫反应的治疗方法。目前过继免疫细胞的治疗主要利用的是肿瘤浸润性淋巴细胞(tumor infiltrating lymphocytes, TIL)、细胞因子诱导的杀伤(cytokine induced killer, CIK)细胞及嵌合抗原受体T(chimeric antigen receptor T, CAR-T)细胞。过继免疫因子治疗主要过继白细胞介素(interleukin, IL)、集落刺激因子(colony stimulating factor, CSF)、干扰素(interferon, IFN)及肿瘤坏死因子(tumor necrosis factor, TNF)等(图57)。

85　免疫疗法能治疗腹膜后肿瘤吗？

尽管免疫治疗在非小细胞肺癌、头颈部鳞癌、乳腺癌和黑素瘤等肿瘤中获得良好疗效，但它在软组织肉瘤中的应用尚处在研究当中，仅有一些肿瘤类型获得了比较好的效果，以下是当前免疫治疗应用于软组织肉瘤的研究现状。

基于免疫检查点抑制剂PD-1抗体的免疫治疗在多种肿瘤类型中表现出的有效性受到了人们的特别关注。有研究者发现，帕博丽珠单抗对腺泡状软组织肉瘤疗效较好，参与临床试验的所有患者都有明显的临床获益。另一项多中心单臂的Ⅱ期研究SARC-028则评估了将帕博丽珠单抗应用于晚期软组织肉瘤和骨肉瘤时的有效性，结果40例患者中有7例取得了部分缓解，分别为4名多形性未分化肉瘤患者、

2名未分化脂肪瘤患者和1名滑膜肉瘤患者。以上研究所表现的免疫检查点抑制治疗疗效令人鼓舞，但仍需加大相关基础研究和临床试验的支持，以寻找预测性生物标志物，针对每个STS患者设计个体化治疗方案，引导机体产生高效的抗肿瘤免疫反应。

在肿瘤疫苗方面，软组织肉瘤具有异质性和广泛的免疫原性蛋白/抗原表达，故而肉瘤是理想的疫苗靶点。一项在滑膜肉瘤中应用SYT-SSX衍生肽疫苗（干扰素作为佐剂）的临床试验取得了令人欣喜的结果（21例患者中有9例患者细胞毒性T细胞增加，1例患者肿瘤缩小）。但更多的研究仍在进行之中，这些研究采用的疫苗多着眼于肿瘤睾丸抗原家族（NY-ESO-1、MAGEA3、PRAME和LAGE1）、神经节苷脂（GM2、GD2和GD3）、肉瘤特异性融合蛋白（SSX、FOXO1、ESWR1和TLS-CHOP）和热休克蛋白。已经使用的疫苗策略包括：靶向以上抗原、肿瘤裂解产物、抗原刺激的DC细胞（图58）。

在过继性免疫治疗前通常先应用化疗，以降低免疫抑制性T细胞的扩增。比如在一项早期滑膜肉瘤免疫治疗的研究中，研究人员先采用环磷酰胺和氟达拉滨化疗，随后过继性针对NY-ESO-1的自体T细

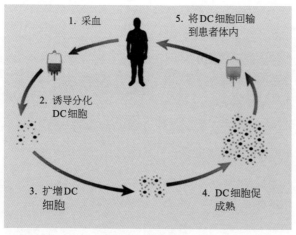

图58　肿瘤疫苗

胞,结果4名患者对治疗产生了效果。另外有研究表明,CAR-T在表皮生长因子受体2(HER2)基因阳性骨肉瘤患者治疗中取得了一定的疗效。此外,尚有更多的临床试验仍在进行中。

86 价格不菲的基因测序对腹膜后肿瘤的治疗有帮助吗?

高通量测序技术(high-throughput sequencing)又称"下一代"测序技术('next-generation' sequencing technology),以能一次并行对几十万到几百万条DNA分子进行序列测定和一般读长较短等为标志。通俗地讲,就是对肿瘤组织测序,测定肿瘤细胞的DNA或者RNA序列,找到肿瘤细胞相较于正常细胞存在的基因突变。

那为什么要测序?因为目前的研究表明绝大多数肿瘤的发生都与基因的突变有关,明确了基因突变的位点,可以寻找目前针对这一基因突变的靶向治疗药物,从而为部分肿瘤无法切除或者存在其他禁忌证不能行手术治疗的患者提高一种新的治疗方式。下面列出的是部分测序找到对应靶点以后相对应的药物(表3)。

表3 部分测序对应靶点相对应的药物

肿瘤类型	分子检测靶点	靶向和免疫治疗药物
软组织肉瘤	VEGFR1-3, PDGFR, FGFR, KIT, CSF1R	帕唑帕尼,安罗替尼
孤立性纤维性肿瘤	PDGFR	帕唑帕尼
软组织肉瘤(包括平滑肌肉瘤)	PDGFR-α	奥拉单抗
高分化脂肪肉瘤/去分化脂肪肉瘤	CDK4/6	CDK4/6抑制剂,哌柏西利
软组织透明细胞肉瘤	c-MET	SU11274

对于腹膜后软组织肉瘤来讲,尤其是腹膜后脂肪肉瘤、纤维肉瘤、平滑肌肉瘤这样的患者,通常肿瘤生长非常迅速,导致患者短时间内复发或者肿瘤快速的生长的情况。这时常规的一线治疗是化疗,但是由于化疗的有效率比较低,或者有些患者身体状况已经无法耐受化疗,而直接进入了二线的治疗,目前在国内批准的就是安罗替尼,在国外批准的是帕唑帕尼。随着时间的进一步推移,相信各位读者看到本文时,可能有更多的药物问世。但是由于腹膜后软组织肉瘤的患者人群很少,药物试验的难度很大,因此很多药物都是对其他肿瘤已经批准了,但是对于通常出现这样的基因上改变的患者,还没有很好的临床试验来证实,在面临这样的困难的情况下,有些医生主张采用测序的方法来发现一些可能存在的突变,并且进行对应的靶向药物治疗,目前国际上对于这样的做法也有一些成功的案例,但是总体上这样的治疗并不成熟,使用的时候要慎重。

对于测序的报告,我们患者应该如何解读?其实这一报告对于患者及家属而言,是比较专业的,仅需要明白其中的结果部分即可。后面详细内容的解读,需要找一方面对基因检测、分子生物学、临床药物试验最新进展了解的医生来看,一方面也要找专注于腹膜后肉瘤治疗的医生来看。

是不是所有患者都要测序?不是必须的。一方面测序的费用相对较高,而且目前大多需自费;另一方面,高通量测序可能找不到所测组织的突变基因或者即使找到突变基因而针对这一靶点治疗的药物尚未研发出来。因此测序对于患者来说并不是必须的。高通量测序是可供患者选择的一个治疗,尤其对于肿瘤恶性程度高、复发进展快或者手术无法切除的患者。

常见腹膜后
肿瘤介绍

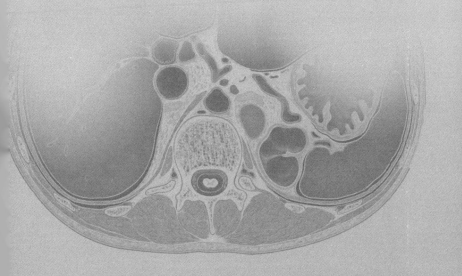

为什么脂肪长着长着就变成了脂肪肉瘤?

什么是腹膜后脂肪肉瘤? 腹膜后脂肪肉瘤,是位于腹膜后区域的,组织来源为脂肪细胞的恶性肿瘤。腹膜后脂肪肉瘤是一种少见的恶性肿瘤,却是腹膜后恶性肿瘤肿瘤中最常见的,占所有原发性腹膜后软组织肉瘤的45%左右,发病年龄多在40~60岁,男女无明显区别。根据2011年美国国立综合癌症网络的指南,脂肪肉瘤主要分为5个类型: 第一个是高分化脂肪肉瘤,第二个是去分化脂肪肉瘤,第三个是黏液样或者圆形细胞脂肪肉瘤,第四个是多形性脂肪肉瘤,最后一个是混合性脂肪肉瘤,其中高分化脂肪肉瘤又分为三种亚型。在临床工作中,上述5种肿瘤中最常见的是高分化脂肪肉瘤和去分化脂肪肉瘤。腹膜后脂肪肉瘤和其他腹膜后肿瘤一样,缺乏典型临床表现,更多的是出现由肿瘤占位引起的非特异临床表现,如腹痛、腹胀、腰背痛、压迫消化道严重时引起消化道梗阻症状、压迫输尿管时引起肾积水等症状。很多患者等出现相关症状时,肿瘤体积已经很大,导致治疗效果较差,因此,定期进行常规体检是检出腹膜后脂肪肉瘤的重要方法。B超可检出较大的腹膜后脂肪肉瘤,但是由于位置较深,即使进行B超体检,仍然可能漏诊很多脂肪肉瘤,而CT平扫是检出腹膜后脂肪肉瘤的有效方法(图59,图60)。

目前,腹膜后脂肪肉瘤的主要治疗方式是手术切除。对于能够进行手术切除的患者来说,手术切除也是最佳治疗手段。对于无法进

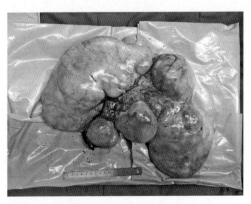

图59 脂肪肉瘤标本

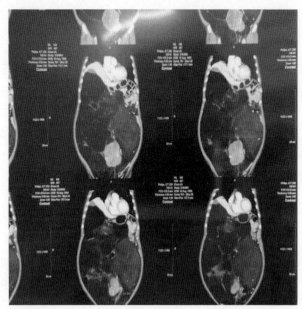

图60　一例巨大的腹膜后脂肪肉瘤，图中腹腔内黑色部分均为肿瘤

行手术切除的患者，长期以来缺乏有良好效果的治疗手段。化疗是脂肪肉瘤的一种治疗方式，有一些患者可能获得收益，但总体上讲脂肪肉瘤患者对于化疗并不是非常敏感；放射治疗也长期以来被用于脂肪肉瘤，但总体上的治疗效果也并不明确。近年来一些物理治疗方式，如射频消融、微波治疗、氩氦刀、同位素放射粒子植入等也可以用于辅助性治疗，其有效性将在未来的研究中得到验证。由于近年来的高通量测序技术＋靶向药物筛选的"精准医学"技术的发展，可能通过对有些肉瘤患者的基因检测，发现一些敏感的化疗及靶向药物，这可能是未来对这些患者的一种治疗手段。那免疫治疗会有效吗？正如前面我们所讲到的，免疫治疗在近年来获得了非常广泛的应用，有望成为一种有效的多种肿瘤的治疗方法。在2017年发表的SARC-028研究，证实了脂肪肉瘤的患者接受PD-1抗体的治疗，可以有较多的患者出现疾病缓解和疾病稳定。研究同时提示，如果能

同时联合化疗和免疫治疗,将有可能给患者提供更加长久的缓解和稳定。目前国内、国际上都有一些研究关注了脂肪肉瘤的免疫单药和联合其他治疗方式,期待这样的研究可以发现那些对于免疫治疗敏感的患者(图61)。

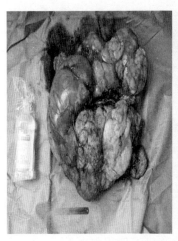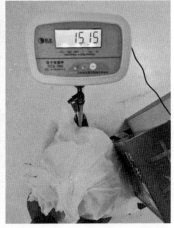

图61　切除后的腹膜后脂肪肉瘤约15 kg

　　腹膜后脂肪肉瘤手术切除手术往往具有较大的潜在风险,这是因为腹膜后脂肪肉瘤多具有以下几个特点:体积大、位置深、边界不清晰、侵犯周围器官和组织、与后腹腔的人体主要血管关系密切。这就导致了手术的创伤大、暴露难、切除边界难以把握、需联合切除肠道、肝胆胰脾肾、输尿管、膀胱等脏器以后导致相应的功能障碍,以及包绕大血管导致分离困难及非常凶险的大出血,因此腹膜后脂肪肉瘤是对所有外科医生来说很棘手的疾病。

　　如果手术很成功,以后还会复发吗?很遗憾地说,腹膜后脂肪肉瘤手术中即使完全切除所有肉眼可见的肿瘤(所谓的R1),在5年内出现局部复发的比例仍有50%。这是因为,腹膜后脂肪肉瘤归根到底是"脂肪产生的肿瘤",不像一些器官来源的肿瘤如肾癌、前列腺癌等,手术中即使非常彻底地切除整个肿瘤,腹膜后仍然存在一些正常的脂肪组织,这些脂肪组织就是再次复发的潜在土壤,然而除了在首次手术时尽可能地切除肿瘤,降低肿瘤复发的风险、拖延肿瘤复发的时间,目前并没有很好地防止复发的手段。术后需定期进行基本的血常规、血生化检查,以及更重要的影像学检查,如CT检查、MRI检查等。常规术后1个月复查,术后3年内,每3个月检查1~2次,3年后可每6个月进行1~2次复查。并应经常进行自我检查,注意异常消化道症状(食欲、食量、排便情况等)以及腹部异常包块。

88 除了脂肪,会有来源于肌肉的肉瘤吗?

(1)平滑肌肉瘤:平滑肌肉瘤是一种起源于子宫、胃肠道和软组织平滑肌细胞的恶性间质性肿瘤,是最常见的软组织肉瘤之一,发病率仅次于脂肪肉瘤,占所有新诊断软组织肉瘤的10%~20%。平滑肌肉瘤的发病率一般随年龄的增加而逐渐上升,高峰年龄为70~80岁。发病部位与性别相关,女性中最常见的发病部位为子宫。子宫平滑肌肉瘤同时也是女性最常见的软组织肉瘤,发病率为0.64/10万。腹膜后及下腔静脉平滑肌肉瘤多见于女性,而非皮肤软组织和皮肤平滑肌肉瘤则多见于中年男性。由于平滑肌肉瘤的发病率非常低,临床病例极少,所以人们对该疾病的研究尚不完备。平滑肌肉瘤的致病原因尚不明确,目前看来可能与环境因素、遗传因素、病毒感染、外伤、化学物质刺激等有关。

原发性腹膜后平滑肌肉瘤的主要治疗手段是手术切除,有时肿瘤会侵犯重要的大血管,这可能导致肿瘤不能完全切除干净,而且即使患者手术成功,做到了手术后肉眼无肿瘤残留,其再次复发的概率依旧很大,这也导致大多数患者的预后差,5年生存率低。目前广泛被接受的影响患者预后的因素有肿瘤病理分级、手术方式、手术切缘等。随着外科、药物和放射治疗技术的进步,软组织肉瘤的综合治疗不断推进。首先,放疗的目的是提高肿瘤的局部控制率,延长总生存。但由于腹膜后软组织肉瘤位置较深在,且肿瘤常毗邻各腹腔及腹膜后脏器,外照射的放射剂量常受限于肿瘤周边的正常组织而不能提升至满意水平。采取术中放疗的方式可以更好地保护周围正常组织,提高放射剂量,从而提高治疗率。目前,放射治疗对腹膜后平滑肌肉瘤的疗效尚不明确,仍需进一步研究。其次,平滑肌肉瘤属于对化学治疗中度敏感的软组织肉瘤,根据指南,腹膜后平滑肌肉瘤可采取的术前化疗方案有A(多柔比星)、AI(多柔比星+异环磷酰胺)、MAID(美司钠+多柔比星+异环磷酰胺+达卡巴嗪)等,为争取降期,联合化疗的方案在术前化疗中值得推荐,术前,医生将根据患者的一般情况,结合患者的意愿和耐受性制订具体化疗方案。此外,目前软组织肉瘤治疗研究中发现靶向药物如酪氨酸激酶抑制剂(伊马替尼、舒尼替尼等)对平滑肌肉瘤有一定治疗作用,同时还在间质肉瘤、脂肪肉瘤和恶性纤维组织肉瘤中也能起到一定治疗作用,但是由于研究的样本量太小,其证据尚不具备说服力。近年来有将免疫检查点抑制剂派姆单抗(pembrolizumab,抗PD-1抗体)应用于治疗平滑肌肉瘤的研究显示,该药物对一位未经治疗的已经发生转移的子宫平滑肌肉瘤患者的治疗效果相当好,该患者取得了至少2年的完全缓解,且在应用帕博利珠单抗治疗9个月后,该患者除一团孤立肿物外的所有转移区域都表现出了显著消退。但同样由于该研究的样本数目太少,目前还不具有说服力。

(2)**横纹肌肉瘤**:除了平滑肌肉瘤,还有一类来源于骨骼肌的肉瘤,称为横纹肌肉瘤。作为具有骨骼肌发生特征的异质性恶性肿瘤,它是儿童最为常见的恶性软组织肿瘤之一。在15岁以下儿童的软组织肉瘤中,横纹肌肉瘤占50%。根据其组织形态和遗传学特征,横纹肌肉瘤可分为胚胎性横纹肌肉瘤、腺泡状横纹肌肉瘤和成人多形性横纹肌肉瘤。对于不同部位及组织学类型的横纹肌肉瘤预后差别较大。胚胎性横纹肌肉瘤是最为常见的组织学类型,约占所有横纹肌肉瘤的60%,主要包括葡萄状横纹肌肉瘤、梭形细胞横纹肌肉瘤和间变性横纹肌肉瘤。这类肿瘤在儿童及成人头、颈部最常见,发生于其他部位及年龄的病患相对少见。胚胎性横纹肌肉瘤常发病于5～10岁的青少年,男、女发病比率相当。通过组织结构分析,胚胎性横纹肌肉瘤类似胚胎发育阶段的第7～10周的肌肉组织形态,具有呈长条状的梭形细胞、丰富的嗜酸性胞质和纵行排列的肌原纤维或横纹结构。腺泡状横纹肌肉瘤具有较强的侵袭性,约占所有横纹肌肉瘤的20%,主要包括间变性横纹肌肉瘤和实性横纹肌肉瘤。成人多形性横纹肌肉瘤是一种发病相对少见的组织学类型,占所有横纹肌肉瘤的15%～20%。最常发病于成人,好发于躯干及四肢。其发病年龄可在15～80岁。组织学上,该组织学类型的肿瘤细胞变异极大,为梭形、条带状或彩带样细胞,胞质丰富,可伴有纵行排列的肌原纤维或横纹结构。

从肿瘤的大体表现来看,横纹肌肉瘤为不同硬度的鱼肉状肉瘤样表现,通常具有包膜。肿瘤内部可见坏死的肿瘤组织,因此发生于腹膜后的横纹肌肉瘤会被误诊为腹膜后血肿或脓肿。大多数腹膜后横纹肌肉瘤固定或浸润邻近的腹膜后脏器或重要的血管组织。影像学方面,CT和MRI检查对于术前确定腹膜后横纹肌肉瘤的具体部位,及其与周围脏器血管的毗邻关系具有重要的意义。影像学上,横纹肌肉瘤包膜不明显,边界一般较为清楚,可观察到肿瘤内部有变性坏死,增强的CT或MRI可观察到肿瘤周边部分强化比肿瘤内部明显。治疗方面与其他腹膜后软组织肉瘤相似,手术治疗仍是腹膜后横纹肌肉瘤的主要治疗方式。通过手术治疗的腹膜后软组织肉瘤的术后生存率明显高于未手术的患者。放疗、化疗也可应用于腹膜后横纹肌肉瘤,但是其疗效仍不十分肯定,对于进展期横纹肌肉瘤而言,应考虑包括手术治疗、放疗、化疗在内的综合肿瘤手术,以期获得较为理想的预后。总体而言,腹膜后横纹肌肉瘤预后相对较差,一项关于横纹肌肉瘤的多中心研究表明,胚胎性横纹肌肉瘤的 5 年生存率可达到 26%,其中葡萄状横纹肌肉瘤的预后较好,可达到 64%。但是腺泡状横纹肌肉瘤和其他未确定具体组织学类型的 5 年生存率仅为 5%。目前随着辅助放疗及化疗的应用,在该类儿童患者中,其生存率已经从 14% 提升到了 76%。即使手术治疗后儿童患者的有肿瘤仍有残留,或已经进展为全身性疾病,也同样存在治愈的可能性。

 在人体内起分隔固定内脏作用的纤维组织也能长出肿瘤吗?

(1)腹膜后纤维瘤:腹膜后纤维瘤是来源于纤维组织的良性肿瘤,是一种不发生转移的纤维性软组织肿瘤。腹膜后纤维瘤一般为硬性纤维瘤,主要为胶原纤维局限性增生伴有散在的纤维母细胞病变的具有包膜的良性肿瘤。硬性纤维瘤因在周围组织中的浸润生长方式也叫侵袭性纤维瘤,与周围组织边界不清,但一般不转移。组织学上,腹膜后纤维瘤缺乏恶性细胞学特征,由成纤维细胞组成。另外,腹膜后纤维瘤占软组织肿瘤的 3% 以下,发病率低,确切发病率难以统计。硬纤维瘤常发生于妊娠妇女,尤其是产后妇女,故可能具有激素依赖性。创伤可能是硬纤维瘤的促进因素,但多数腹膜后纤维瘤患者无明确外伤史,患者可能有微小创伤如微小肌肉撕裂,在有激素及遗传背景共同作用下促进纤维瘤的形成。

腹膜后纤维瘤的主要表现为腹部肿块,伴邻近器官的机械性压迫症状,食欲不佳,排便习惯改变等症状。体重下降亦较常见。腹膜后纤维瘤可能是独立的疾病,也可能为 Gardner 综合征(家族性结肠多发息肉)的一个临床表现,Gardner 综合征常伴发骨瘤、皮脂腺囊肿及纤维瘤。术前CT及MRI可提供可靠的解剖定位信息及肿瘤切除可能性。腹膜后纤维瘤因其位置较深,且偏爱向周围组织浸润生长的方式,临床上肉眼很难判断出肿瘤边界与正常组织的边界,所以肿瘤完整切除较为困难,术后复发率高。但也有研究表示,完全与不完全切除者腹膜后纤维瘤的复发率相差不大(17% *vs.* 25%)。即使不完全切除,可用放疗进一步辅助治疗。也有研究表示,大剂量放疗可治疗腹膜后纤维瘤,部分患者症状可获得完全缓解,并认为放疗可替代根治性切除术,避免或减少手术引起的严重并发症,如残疾或截肢。因为硬纤维瘤常发生于妊娠妇女,应用他莫昔芬、非甾体类抗感染药及皮质类固醇激素治疗也已取得一些成功。化疗药物作用有限。

（2）**孤立性纤维瘤**：纤维瘤是由成纤维细胞组成,缺乏恶性细胞学的良性肿瘤,那孤立性纤维瘤又是个什么,是不是很头大? 不仅我们觉得头大,病理科医生也很头大,简单点说,孤立性肿瘤又称孤立性纤维瘤/血管外皮瘤,这肿瘤长得让病理科医生都不知道它的"妈妈"是谁,只能说肿瘤细胞看上去和成纤维细胞类似,因此就把它叫作孤立性纤维瘤。孤立性纤维瘤/血管外皮瘤代表了一系列肿瘤,从边界清晰的梭形细胞到有明显转移倾向的肿瘤,所以是一个良恶性肿瘤。但好在孤立性纤维瘤/血管外皮瘤一般生长缓慢,可长达数年不会增大,也不会出现临床症状,直到肿瘤体积长得很大才被发现,可发生在胸膜、盆腔、硬脑膜等位置。孤立性纤维瘤/血管外皮瘤治疗首选外科手术治疗。预后取决于肿瘤是否发现恶性改变。一般未恶变的孤立性纤维瘤切除完整,复发率较低,若出现复发或转移,可选择放疗治疗。另外,对于转移灶,化疗效果有限,可选择舒尼替尼等靶向治疗辅助治疗。

（3）**纤维肉瘤**：纤维肉瘤是一种较为常见的软组织恶性肿瘤,以梭形纤维母细胞为主要成分。其生长相对缓慢,病程长短不等,可从数周到数十年。主要症状为单发性、无痛性的肿块,最后可引起邻近脏器和血管的压迫,进而引起相应的症状。目前,世界卫生组织将纤维肉瘤分为成人型及婴幼儿型。前者是指发生在5岁之后的纤维肉瘤,在所有纤维肉瘤中占有极高的比例,一般好发于30～55岁的中年患者。后者是指发生于5岁以内的婴幼儿纤维肉瘤,也称先天性纤维肉瘤,该类患者可发现染色体数目异常及第17号染色体部分缺失,预后相对较好。纤维肉瘤发病在性别方面无明显差异,可以发生于身体的任意部位,但以肢体多见。发生于下肢的纤维肉瘤最为多见,其次是躯干、四肢末端,包括前臂和小腿。位于腹膜后和头颈部的纤维肉瘤较少见,同时也有发生于鼻腔、鼻旁窦、甲状腺和乳腺的个案报道。腹膜后纤维肉瘤最常见于50～60岁的中老年患者。据统计,仅有3%的纤维肉瘤发生于腹膜后。

从肿瘤的大体表现来看,腹膜后纤维肉瘤质地坚硬且较为均匀,多数呈圆形、椭圆形或梭形,肿瘤有或无明确的假包膜,与周围组织边界较为清楚。从切面观察,分化良好的肿瘤呈淡灰白色,分化差者切面呈鱼肉状,内部可见出血及坏死。在显微镜下观察,良性的纤维源性肿瘤可见交织规则整齐排列的梭形细胞,大小形状比较一致,其周围包绕网状纤维,沿着细胞的长轴平行排列有胶原纤维;纤维肉瘤的纤维结构较少,并不包绕细胞。肿瘤细胞常排列成典型的"人字形"或鱼骨状结构,核分裂象多见且常有病理性分裂象,同时伴有一定程度的核多形性或异形性改变。多核巨细胞与畸形巨细胞也可出现,此类亚型称为多形性纤维肉瘤;伴有显著炎性细胞者为炎症性纤维肉瘤;肿瘤细胞呈上皮样且伴有大量胶原纤维者称硬化性上皮样纤维肉瘤。在免疫组化方面,腹膜后纤维肉瘤可以通过与bcl-2和CD34的染色,进而与其他软组织肉瘤进行鉴别。比其他起源于中胚层的肿瘤相比,腹膜后纤维肉瘤转移相对罕见。若发生转移,其常常通过静脉循环系统进行血源性转移,因此其最常见的转移部位为肺。

一旦发现腹膜后纤维肉瘤，患者应积极寻求手术切除治疗，首选的切除方式为行包括正常组织的广泛切除。手术范围取决于肿瘤部位和大小，由于纤维肉瘤向邻近组织器官的侵袭明显，同时腹膜后的解剖位置较为局限，因此完成肿瘤的广泛切除较为困难。据统计，即使完成手术切除后，仍有较高的局部复发率，反复的肿瘤复发也降低了患者的生存期。目前并没有明确的证据证明纤维肉瘤患者可以通过放疗和化疗获益。放疗建议照射剂量不低于40 Gy，常用的化疗药物包括长春新碱、环磷酰胺、防线菌素D和阿霉素。

90　为什么腹膜后炎症导致的纤维化有时比长肿瘤更难对付？

腹膜后纤维化是指原发的或者其他原因导致的腹主动脉周围和髂动脉周围的腹膜后组织呈亚急性和慢性炎症反应，逐渐被增生的纤维组织取替，进而包绕或压迫输尿管、大血管、胆管和腹膜后其他脏器的一类疾病，其中以输尿管周围纤维化所致肾盂积水临床症状最为明显。因此，腹膜后纤维化分为特发性腹膜后纤维化及继发性腹膜后纤维化，继发性纤维化一般是由放疗及手术后引起。而特发性腹膜后纤维化的病因不明，发病机制还不清楚，可能与自身免疫所致炎症反应相关，特发性纤维化的发病率为0.1/10万，男女的发病比例为（2～3）：1，8～75岁，发病的高峰年龄在40～60岁。特发性的腹膜后纤维化一般可用药物治疗，糖皮质激素是首选治疗药物，可单独应用，也可与其他药物联合应用。手术治疗一般是为了获取组织病理，明确诊断。但当腹膜后纤维化激素耐药后，且腹膜后纤维化严重影响腹膜后脏器的功能时，手术治疗可能是目前唯一手段。预后方面，腹膜后纤维化是有一定自限性、进展较缓慢的疾病。停药后，病情可能逐渐恢复。但多数腹膜后纤维化及时诊断治疗，预后还是较好的。继发性的腹膜后纤维化,是由放疗及手术后引起,仅仅靠药物很难逆转病情,当腹膜后纤维化严重影响腹膜后脏器的功能时,外科干预是唯一手段,预后更多与本身的原发病相关。

腹膜后纤维化早期症状隐袭,缺乏特异性症状。主要症状为腰背部及其两侧或腹部定位不准确的持续性钝顿痛,时好时坏,一般呈渐进性加重;可伴有食欲减退、乏力、低热,甚至恶心、呕吐、肠梗阻表现,病情发展至一定程度,部分患者出现输尿管周围纤维化所致肾盂积水临床症状,也可有腿肿、跛行、肾绞痛、少尿或血尿、肾衰竭或高血压。50%的患者有高血压,部分患者有腹部或直肠肿块、阴囊水肿、下肢水肿、下肢动脉搏动减弱,极少数有黄疸。排泄性尿路造影及泌尿系统增强CTU,逆行肾盂造影是有诊断意义的检查。另外,MRI及PET-CT等检查,也可以帮助排除其他疾病的可能性。最终需要剖腹探查或腹腔镜切取组织活检或超声或CT引导下穿刺组织活检技术,明确病变性质。特发性腹膜后纤维化一般可用药物治疗,糖皮质激素是首选治疗药物,可单独应用,也可与手术联合应用。常用泼尼松40～60 mg/d,2～3个月后逐渐减量,1～2年后停药。他莫昔芬也可用于腹膜后纤维化,抑制纤维组织增生、逆转病情。推荐剂量10～40 mg/d,疗程3个月至3年,可与泼尼松联合应用。其次,免疫抑制剂对于一部分对激素耐药的患者,可以考虑使用硫唑嘌呤、环磷酰胺、甲氨蝶呤等治疗。

此外,不同脏器受压迫,手术方法也不一样,手术方法又可以分为彻底治疗和保守治疗。彻底治疗的手术方法,手术创伤较大,且由于炎症刺激,病变组织可能与周围组织有粘连,分离困难,手术难度增加,手术风险也较大,术中需要仔细游离血管和周围组织避免副损伤。且手术失败及术后症状复发的可能性也不小,建议于专业的腹膜后肿瘤治疗团队就诊。由于肾积水症状最常见,这里简单说一下治疗肾积水的方法。彻底治疗一般适用于良性病变,或肿瘤早期且预后较好的患者,彻底治疗可以更好地提高患者的生活质量,手术方法包括输尿管再植术、膀胱肌瓣输尿管再植术、输尿管松解术加带血管蒂大网膜包裹术、自体肾移植术等。保守治疗的手术风险相对较低,但往往患者全身情况较差,风险依然存在,不能掉以轻心。保守治疗更适合年龄大,基础疾病多,预计生存时间较短的患者,手术方法有经膀胱镜行输尿管逆行双J管植入术、肾造瘘术等。那治疗后又该如何复查呢?特发性的腹膜后纤维化,一般药物治疗为主,常规每月需进行血常规、血生化检查,每3个月行影像学检查,如CT检查、MRI检查等。药物治疗结束后每3个月到半年检查1次。继发性的腹膜后纤维化手术治疗后,常规术后1个月复查,每3个月检查1~2次,3年后可每6个月进行1~2次复查,若脏器压迫症状解除,患者更应关注原发疾病,预后与原发疾病更相关。

91 听说有一种腹膜后肿瘤叫作"炎性假瘤",到底是真瘤还是假瘤?

什么是炎性肌纤维母细胞瘤? 炎性肌纤维母细胞瘤是最近几年才被认识和正式命名的独立的中间型(低度恶性)肿瘤,可以出现在身体的各个部位。世界卫生组织将其定义为,由分化的肌纤维母细胞组成的,常伴有浆细胞和淋巴细胞(这两种都是炎症细胞)浸润的一种肿瘤。根据目前的流行病学研究,炎性肌纤维母细胞瘤的发病率比较低,在全世界每一万个人中大概有4~70个患者存在这一疾病,最常见的是青少年,但成人中也有很多患者会患病。这一疾病的发病机制尚不明确,有报道显示一个叫作ALK的基因出现突变可能导致炎性肌纤维母细胞瘤。之前学界普遍认为炎性肌纤维母细胞瘤是与炎症相关的假性肿瘤,因此也有一个别名"炎性假瘤"。但是近年来的研究却发现,这种类型的肿瘤其实是真正的肿瘤的一种,而且最近的研究发现，有些炎性肌纤维母细胞瘤甚至具有恶性肿瘤的倾向。有报道显示，炎性肌纤维母细胞瘤有25%的比例会出现局部复发，也会对很多患者造成非常大的困扰。除了影像学上一些非特异的表现，在临床上如果考虑这一肿瘤是炎性肌纤维母细胞瘤，可以做一些抽血检查来帮助判断。例如，一些炎症因子、血沉和C反应蛋白等指标如果升高，可能反映出患者体内存在较多的炎症反应，如果能够同时排除身体其他部位的感染、炎症等，就会更加支持肿瘤是炎性肌纤维母细胞瘤。当然，最后还是需要对切除的肿瘤进行病理切片检查才能明确炎性肌纤维母细胞瘤的诊断。

　　炎性肌纤维母细胞瘤的危害主要取决于肿瘤的部位。由于炎性肌纤维母细胞瘤是一种全身性的疾病，因此在身体的不同部位均可以出现，而由于它多数情况是良性肿瘤，因此它的危害也主要是局部肿块对周围组织的压迫。例如，长在腹膜后区域输尿管附近的肿瘤可能会导致输尿管狭窄和肾脏积水，长在肠系膜血管、腹腔干血管附近的炎性肌纤维母细胞瘤可能会导致腹部疼痛、背部疼痛以及消化道症状等。在全身表现方面，可能会出现发热、体重减轻等身体消耗的症状。炎性肌纤维母细胞瘤最主要的治疗手段是手术。手术治疗的原则是尽可能地彻底切除肿瘤及周围的边界，最大限度保留正常生理功能。如果肿瘤没有明显的浸润，有些患者甚至可以获得痊愈。此外，如果肿瘤长在比较关键的位置，无法把周围的正常组织也一起切除的，那么彻底切除的难度又会增大。在肿瘤复发和进展后，不适合做手术的情况下，可以尝试使用化疗的方法进行治疗。由于发病率较低，目前还没有一个通用的治疗方案，可以考虑的药物包括长春新碱、环磷酰胺、放线菌D等。很可惜的是，炎性肌纤维母细胞瘤是容易复发的，单纯的手术治疗后有较高的风险会复发。但是只要肿瘤在可控的范围之内不影响身体的正常功能，总体上的治疗效果还是比一般恶性肿瘤好很多。目前由于相关的研究比较少，还不能明确采用化疗药物或激素抑制炎性反应对于肿瘤的控制效果如何。

92 淋巴结不都在人体表面吗？腹膜后也会长淋巴瘤？

什么是腹膜后淋巴瘤？淋巴瘤是一组起源于淋巴结或其他淋巴组织的恶性肿瘤，分为霍奇金淋巴瘤和非霍奇金淋巴瘤两大类，其临床表现很不一致。原发部位可在淋巴结，也可在结外的淋巴组织。临床上腹膜后淋巴瘤发病率较低，只占淋巴瘤的2%左右，一般经手术切除、病理检查而确诊。腹膜后淋巴瘤与其他部位淋巴瘤相似，亦以非霍奇金淋巴瘤多见，好发于40～60岁的中老年人，临床症状多不典型，易隐匿，多表现为全身症状如低热、腹痛、腹胀、消瘦及乏力，少数伴有浅表淋巴结肿大，因其位置较深，故患者往往开始表现为胃肠道及膀胱等周围脏器的压迫症状，或因髂血管受到压迫、浸润而表现为下肢肿胀，当发现腹部包块时肿瘤已经较大。由于临床症状无特异性，临床上容易误诊为其他腹膜后软组织肿瘤。

腹膜后淋巴瘤的临床诊断依据为：① 肿瘤来自腹膜后间隙淋巴组织；② 排除骨髓、脾、纵隔和腹膜后间隙以外周围淋巴组织恶性肿瘤的腹膜后转移；③ 组织学证据。CT扫描在本病的诊断中具有重要作用。平扫表现为腹膜后多发淋巴结肿大；肿大淋巴结推移、包绕邻近血管，肿大淋巴结可越过中线，融合呈团块，呈典型的腹主动脉淹没征，主动脉、腔静脉后血管脂肪角消失；周围组织、器官受压及转移征象。MRI特征性表现为T1WI像上相对脂肪为低信号，相对肌肉为稍高信号强度。T2WI像上相对脂肪为等信号或稍低信号强度，相对肌肉为高信号强度，DWI（弥散加权成像）为呈特征性均匀的高信号影，少见出血、坏死、囊变、钙化，增强扫描显示轻度-中度均匀强化，病灶位于腹膜后大血管周围，胰周间隙，肠系膜广泛性淋巴结肿大，呈均质融合性分叶团块状,包绕、侵犯周围动静脉血管,与包绕血管形成典型"三明治征"。影像学上可疑淋巴瘤,组织病理学诊断仍是鉴别其与其他腹膜后肿瘤的唯一方法,但因其位置深在而取材不易。目前临床上有3种方式:传统肿瘤切除手术、腹腔镜、B超或CT引导下细针穿刺活检,后者具有简便、安全、经济和损伤范围小等优点。但因其取材少,病理诊断的可靠性不及手术标本。

腹膜后淋巴瘤与腹膜后平滑肌肉瘤、纤维肉瘤和脂肪肉瘤等不同,手术难以切除。其主要原因有:① 肿瘤浸润范围大。大多数腹膜后淋巴瘤病例原发灶大、转移范围广、浸润的组织和脏器多,手术难以全部切除。② 肿瘤多伴发于腹膜后大血管,并有不同程度的血管型浸润。除此以外,手术还具有损伤范围大、并发症多和经济耗费大等缺点,故腹膜后淋巴瘤的治疗一般不主张手术,对于肿瘤较为局限者可考虑手术切除,但尽量不行联合脏器切除。对于术前难以诊断,术中探查肿瘤巨大、浸润范围广泛、累及多个脏器及腹膜后大血管者,应行术中快速冰冻活检,确诊后即应放弃手术。化疗是针对本病较好的治疗方法,除少数晚期极度衰竭的患者外,多数经化疗后症状可缓解。针对不同的病理类型应采取不同的化疗方案进行治疗。腹膜后淋巴瘤的预后与其病理类型有明显的关系,间变细胞淋巴瘤、淋巴母细胞淋巴瘤、滤泡性淋巴瘤、小淋巴细胞淋巴瘤预后差。霍奇金淋巴瘤预后较好,弥漫大细胞淋巴瘤预后异质性大,此外,有症状如发热、盗汗、体重减轻的患者预后较差。

93 **病毒感染也可导致腹膜后肿瘤,还有一个名字"Castleman病",这是真的吗?**

什么是Castleman病?城堡人?!这病和城堡有什么关系?Castleman病又称血管滤泡性淋巴结增生或巨大淋巴结增生症,是一种病因未明的慢性淋巴组织增生性疾病,因1954年Castleman教授等发现此疾病,因此取名Castleman病,和城堡公主、王子没有关系。此病可发生于任何年龄,以10~45岁人群多见,发病率无显著的性别差异。主要表现为全身任何部位的淋巴结肿大,70%发生于纵隔,20%发生于颈部、肩部、腋下、腹股沟及外阴部,7%发生于腹膜后或肠系膜。Castleman病的发病机制目前尚不十分清楚,可能与感染人类疱疹病毒8型(human herpes virus 8,HHV8)、免疫缺陷病毒及EB病毒(Epstein-Barr virus)关系密切。Castleman病是一种介于良、恶性之间的淋巴组织增生性疾病,可分为局灶性和多中心性两种。局灶性病变大多为良性,病理学以透明血管型为主,首选手术治疗,术后复发少,预后良好。即使手术不能完整切除局部病灶,也可术后辅助放疗,获得较好疗效,不用过于担心。而多中心性病变具有潜在的恶变性,须行手术联合化疗、放疗、抗病毒、糖皮质激素及免疫调节等综合治疗,此类患者预后较差,特别是浆细胞型,大多在数月至数年内合并重症感染、多脏器功能衰竭或转变为恶性淋巴瘤、卡波西肉瘤而死亡,多中心性病变虽然恶性程度高,但临床上多中心病变较局灶性病变少见。

　　局灶性的Castleman病好发于青年人,主要表现为局部无痛性淋巴结肿大,多无其他的症状;当肿块增大或累及周围组织脏器,可继发出现腹痛、腹部包块、食欲不佳、呼吸困难等压迫症状。腹膜后的Castleman病变以局灶性居多,沿腹膜后或肠系膜根部的淋巴链缓慢生长,呈孤立的淋巴结肿大,临床症状可出现腰、腹部疼痛、食欲减退、恶心呕吐、排便、排尿异常等肿块压迫症状。而多中心性疾病好见于中老年人,病理学以浆细胞型多见,是一种全身弥漫性淋巴结病。主要表现为全身多部位淋巴结肿大,患者常出现发热、乏力、消瘦、贫血等症状;还可伴某些特殊表现,如肾病综合征、自身免疫性血细胞减少、淀粉样变性、骨髓纤维化、口腔炎、角膜炎、副肿瘤性天疱疮（paraneoplastic pemphigus，PNP）、POEMS综合征（多发性周围神经病、肝脾大、内分泌紊乱、M蛋白增高及皮肤色素沉着）等。局灶性患者的实验室检查多无特异性，而多中心性常出现血沉加快，血小板减少，γ球蛋白及免疫球蛋白增高，低白蛋白血症，抗核抗体、抗双链DNA抗体、类风湿因子阳性，Coombs试验阳性等结果。影像学检查包括X线、超声、CT、MRI、血管造影等，其中CT是主要的诊断方法。局灶性透明血管型病变CT常表现为密度均匀或不均的单发软组织肿块影，钙化及坏死灶少见。增强CT显示肿块在早期明显强化，并在延迟期持续强化，外周可见点状异常增强。

目前认为手术治疗Castleman病局灶病变的最佳治疗方式。手术可以选择开放手术或者腹腔镜手术。而多中心性病变，具有潜在的恶变可能，需要手术联合化疗、放疗、抗病毒、糖皮质激素及免疫调节等综合治疗，且预后不佳。淋巴结一般伴随血管走形，病变的淋巴结一般质地较韧，且由于炎症刺激，病变的淋巴结组织可能与周围组织有粘连，分离困难，因此手术切除局灶性病变，仍存在相关较大的手术风险，术中需要仔细游离血管和周围组织避免副损伤。腹腔镜下处理病变操作困难时，建议行转开放手术。多中心的病变，手术更复杂，创伤更大，手术风险也更大，建议于专业的腹膜后肿瘤治疗团队就诊。既然是增生性疾病，那术后还需要复查吗？虽然术后绝大多数是良性病变，但术后复查还是非常必要的，术后需定期进行基本的血常规、血生化检查，以及更重要的影像学检查，如CT检查、MRI检查等。常规术后1个月复查，术后3年内，每3个月检查1～2次，3年后可每6个月进行1～2次复查。并应经常进行自我检查，注意异常消化道症状（食欲食量、排便情况等）以及腹部异常包块。局灶性病变病理提示肿瘤未完整切除局部病灶，也可术后辅助放疗，提高疾病的预后。多中心性病变具有潜在的恶变性，必须定期复诊，手术后还需要联合化疗、放疗、抗病毒、糖皮质激素及免疫调节等综合治疗，帮助患者延长生命。

94 | **血管壁那么薄，里面还流着血液，它也会长肿瘤吗？**

（1）**什么是血管肉瘤？** 血管肉瘤是指起源于血管内皮或淋巴管内皮的一种高度恶性的软组织肿瘤，它的发病率非常低，仅占所有软组织肉瘤的 1%～2%。血管肉瘤可发生在身体的任何部位，而发源自不同部位的血管肉瘤之间差异很大。血管肉瘤的常见部位有头颈部、乳腺、内脏和远端肢端，腹膜后血管肉瘤发病率较低，但在国内外也都有一些报道。由于血管肉瘤的发病率低，研究人员往往难以获得足够的样本量来针对该疾病的发病、进展、治疗及预后进行研究，故目前仍缺乏针对这些方面的有临床意义的循证医学证据。皮肤表面的血管肉瘤临床表现多种多样，大体可分为结节型、弥漫型和溃疡型。表浅病变初起时像碰伤后的青肿、瘀点或瘀斑。界限不清，边缘稍硬，后增大较迅速，高出于皮肤表面，紫红色。偶尔有溃疡形成，有时病灶周围形成小的卫星结节。而腹膜后的血管肉瘤，影像学表现与其他腹膜后肉瘤并无显著区别，通常在获得术后病理后才能获得明确诊断。

血管肉瘤异质性大，单纯的手术切除或者放化疗所能取得的疗效有限，且容易发生复发和转移，有研究显示，20% 的患者会发生局部复发，50% 的患者发生远处转移，因此该疾病的预后很差。据统计，血管肉瘤的 5 年生存率仅为 10%～35%。头面部皮肤血管肉瘤最为常见，由于发现容易，一般不累及主要脏器，预后也较其他部位血管肉瘤更好。除肿瘤部位的影响外，导致血管肉瘤患者预后差的因素还包括高龄、肿瘤大小、转移、手术切缘阳性、病理组织分级较高、肿瘤部位较深等；改善预后的因素则包括手术、术后放疗、综合治疗等。在治疗方面，对于局限性血管肉瘤，最有效的治疗是手术切除后放疗，术后局部放疗可以提高肿瘤的局部控制率并延长生存时间。对于转移性血管肉瘤，目前尚无标准的化疗方案。由于血管肉瘤发病率非常低，且各中心采用的诊疗手段不一，受病例数限制，不同研究得出的结论相差较大。目前的研究表明，蒽环霉素、紫杉醇等在血管肉瘤的化疗中可取得一定疗效，此外，多项靶向治疗和免疫治疗的临床试验正在进行，其结果是值得期待的。在笔者学术交流时，也见到外单位采用血管靶向药物＋免疫治疗成功控制血管肉瘤进展的病例报道。

（2）什么是静脉内平滑肌瘤病？静脉内平滑肌瘤病是一种发病率很低的肿瘤，起源于子宫或子宫外盆腔的静脉壁，该病在组织学上的表现为良性，但实际上在患者体内表现出的生物学行为却与恶性肿瘤相似。绝大多数患者同时有子宫肌瘤或者曾有子宫肌瘤手术史。静脉内平滑肌瘤病主要特征为向脉管内生长，肿瘤可突入子宫或盆腔的静脉通道内，经髂静脉或卵巢静脉延伸至下腔静脉，甚至可以延伸累及右心房、右心室和肺动脉。根据病灶累及部位可分为子宫静脉内平滑肌瘤病和心脏内平滑肌瘤病。静脉内平滑肌瘤病无特殊临床症状，术前一般不易诊断，疾病累及不同部位时可表现出相对应的症状，当病变局限于盆腔时，主要临床表现为腹胀、下腹部疼痛、月经增多等；当病变压迫到输尿管时，表现为尿路梗阻症状；当病变侵犯下腔静脉时，出现腹胀、下肢水肿等症状；当病变累及右心腔时，表现为呼吸困难、右心功能不全等症状。

手术是治疗静脉内平滑肌瘤病的主要手段，分为根治手术和分期手术，根治手术目的为一次性彻底切除原发肿瘤及下腔静脉/心脏内侵及的肿瘤；分期手术则先开胸取出心房及下腔静脉上段内的肿瘤，再择期切除子宫和宫旁组织及下腔静脉下段内瘤体。局限于子宫的静脉内平滑肌瘤病手术范围可依据患者的年龄和生育要求而定。对于无生育要求的患者主张行全子宫双附件切除术，术中应仔细探查子宫周围血管有无受累。在切除时静脉腔内肌瘤时，应完整切除。静脉内平滑肌瘤病虽为良性疾病,但具有容易复发的特点,其复发概率与肿瘤延伸路径、术中是否完整切除、是否保留卵巢等因素相关,多数患者经手术后可获得理想的治疗效果,预后较好,全子宫、双附件及子宫外肿瘤切除的手术方法,可减少复发,改善预后。

(3)**什么是血管外皮瘤?** 顾名思义,血管外皮瘤是来源于血管外皮的一种肿瘤,血管外皮就是血管的网状纤维膜等结构。这一肿瘤属于非常罕见的肿瘤,而腹膜后的血管外皮瘤是非常主要的一个类型。除了腹膜后,纵隔和四肢也是其好发的部位。在疾病的定义上,血管外皮瘤、孤立性纤维性肿瘤、脂肪瘤样血管外皮细胞瘤等疾病的关系非常密切,在病理诊断上存在一定的困难,也是病理科医师在软组织肉瘤领域需要重点鉴别的一些疾病。这一疾病的主要的治疗方法是手术切除,一般情况下,如果能进行彻底性的外科手术切除,患者的预后会比较好。如果遇到一些肿瘤进展和侵犯范围广的情况,外科手术无法进行彻底的切除,可以考虑采用放疗等方法进行治疗。

---

95 **神经系统管着我们的感觉和运动,它长肿瘤了,人会疼、会不能动吗?**

(1)**神经鞘瘤**:鞘瘤是神经源性肿瘤中的一种良性肿瘤,可发生于任何年龄,常见于20～50岁,无性别差异,起源于神经胶质细胞"施万细胞(Schwann细胞)",偶有恶变。腹膜后神经鞘瘤与腹膜后神经关系密切,大多位于脊柱周围的腹膜后间隙内,以肾脏周围相对多见,手术一般难度较大,术后可能还会留有后遗症。另外腹膜后空间大,所以腹膜后神经鞘瘤体积多较大,直径可 > 5 cm。腹膜后神经鞘瘤密度变化多样,有实质型、囊实型和完全囊变型。但是神经鞘瘤的发病率还是比较低的,在所有腹膜后肿瘤中发病率为0.7%～2.7%。神经鞘瘤早期临床表现无特殊性,患者一般无症状。

国内报道中多数患者以无痛性肿块就诊，或体检时发现。当肿瘤生长到一定程度压迫神经时，可出现腹痛、腰背部痛及下肢放射痛或酸胀麻木感；位于盆腔的肿瘤可压迫直肠和尿道，引起排便排尿困难。恶性神经鞘瘤的症状更为明显。腹膜后神经鞘瘤一般单发，B超和CT或MR为主要检查手段。CT、MRI还可通过冠状位立体重建及冠状扫描更直观地了解肿瘤的生长方式及毗邻关系，增强扫描可进一步了解肿瘤血供特点。

神经鞘瘤对放化疗均不敏感，手术切除是唯一有效的治疗手段。神经鞘瘤瘤体较小，且与邻近器官及重要血管无关系时，有部分学者认为可以定期积极监测，瘤体数年无明显增大的情况是存在的。但当瘤体较大，挤压周围器官，压迫或包绕周围大血管时，出现神经压迫症状时，目前手术被认为是最佳治疗方式，手术可以选择开放手术或者腹腔镜手术。切下的神经鞘瘤大多表面光滑，包膜完整，实质性，切面呈漩涡状，灰白色，可有囊性变。由于肿瘤位置较深且肿瘤一般体积较大，位于脊柱两侧，常压迫腰大肌与腹主动脉及下腔静脉关系密切，术中应尽量避免损伤神经主干以防止术后出现相应功能区障碍。神经鞘瘤常有变性、出血、黏液样变、囊性变，为了术中减少副损伤，降低术后后遗症的发生，建议于专业的腹膜后肿瘤团队就诊。神经鞘瘤虽然是良性肿瘤，但是由于肿瘤是否完整切除及肿瘤是否有恶性倾向等因素影响，肿瘤术后复发的情况还是有的，所以术后复查非常必要，术后需定期进行基本的血常规、血生化检查，以及更重要的影像学检查，如CT检查、MRI检查等。常规术后1个月复查，术后3年内，每3个月检查1～2次，3年后可每6个月进行1～2次复查。并应经常进行自我关注有无异常消化道症状（食欲、食量、排便情况等）以及腹部异常包块，大小便能否较好地控制，双下肢能否自由活动等。若出现术后复发，可再次手术。

（2）**恶性外周神经鞘膜瘤**：恶性外周神经鞘膜瘤是起源于神经或

继发于神经纤维瘤或显示不同程度的神经鞘细胞分化的梭形细胞肉瘤,因为该瘤不仅有施万细胞,还有神经束衣参与,故称为恶性外周神经鞘膜瘤。该病发病率约占所有软组织肉瘤的5%～10%,大多数恶性外周神经鞘膜瘤来源于主要的神经干,与坐骨神经、臂丛神经和骶丛有关。因此,躯干、上肢和下肢的近端部分是该病最常出现的解剖部位,发生在腹膜后区域的情况较少。恶性外周神经鞘膜瘤最常见的临床症状为肿块,其次是疼痛、感觉及运动障碍等。腹膜后恶性外周神经鞘膜瘤由于腹膜后位置深在,组织疏松,肿瘤常发展至较大后因压迫症状而被发现。CT和MRI对恶性外周神经鞘膜瘤的诊断有帮助,该病在CT上表现为肿块较大,有包膜或假包膜,边界可清楚,也可模糊,平扫呈等或低密度,其内密度不均,中央存在大片状坏死区,增强扫描病灶实质部分呈斑片状、网格状或结节状不均匀强化,坏死区不强化。在MRI平扫上表现为边界欠清晰的肿块,T1WI序列上多与肌肉呈等信号,内见局灶性低信号区;T2WI抑脂序列上以略高信号为主,内见局灶性高信号,周围软组织浸润表现为高信号,增强扫描病灶呈不均匀强化。该病的确诊最终依靠病理学检查,免疫组织化学是诊断该病非常重要的手段。S-100是最敏感的标志物,髓脂碱性蛋白是最可靠的标志物。

恶性外周神经鞘膜瘤的治疗目前主要以手术切除为主,放疗及化疗为辅,由于该病对放疗、化疗不敏感,同时又很难完整切除,导致该病预后欠佳。患者5年和10年生存率分别为34%～52%和23%～34%。根治性切除后局部复发率和远处转移率非常高,在手术后平均16～22个月,远处转移率报道为20%～50%,转移部位有肺、软组织、骨、肝,肾上腺和腹腔。肿瘤大小、组织学分级和切除范围是重要的预后因素。当无法行肿瘤根治切除时,应行姑息性切除＋大剂量放疗,尤其是早期放疗对提高临床缓解率有重要作用。放疗能达到局部控制,可能延缓复发,但对长期生存影响不大。

96 对于"瘤品"较好的神经节细胞瘤,需要手术切除吗?

神经节细胞瘤是一种比较罕见的良性肿瘤,含有神经节细胞和神经纤维等成分,分化良好,一般来说没有内分泌功能,可能偶尔患者会出现高血压症状。神经节细胞瘤常好发于腹膜后区占60.7%(其中20%～30%为肾上腺区域),也可生长在身体其他部位,胸腔的后纵隔占21.4%,颈部占14.2%,盆腔区域占3.5%。神经节细胞瘤一般哪类人更易得? 一般以青年和成年多见,也可见于儿童。男女无明显差别。神经节细胞瘤在生物学行为及内分泌功能方面用一个字来描述就是"懒",生长缓慢,能与身体内其他器官和谐相处。因此该病缺少典型的临床症状,如出现临床症状被发现时部分肿瘤体积较大。神经节细胞瘤目前没有发现类似于甲胎蛋白AFP,癌胚抗原CEA等能明确提示肿瘤已存在的肿瘤指标。对于发生在腹膜后的肿瘤,可完善肾上腺素功能等化验,可以明确瘤体有无内分泌功能,与其他腹膜后肿瘤相鉴别,有时神经节细胞瘤可以与嗜铬细胞瘤等肿瘤伴发。另外节细胞神经瘤质地较韧性,CT或MRI影像学显示其沿周围器官间隙呈嵌入式生长,像章鱼触须一般,但一般无压迫特征。

神经节细胞瘤瘤体较小,且与邻近器官及重要血管无关系时,有部分学者认为可以定期积极监测,保守治疗。但当瘤体较大,挤压周围器官,压迫或包绕周围大血管时,由于进一步生长可能出现压迫、梗阻、疼痛等表现,因此具有手术指征。目前认为手术是治疗肾上腺区神经节细胞瘤或其他部位神经节细胞瘤的最佳治疗方式。长海医院的经验提示,如果肿瘤是肾上腺生长出来的,手术的难度相对较低,如果是腹膜后原发的并且与肾上腺没有直接联系,则肿瘤通常包裹血管,并且手术的难度较大。

根据神经节细胞瘤的大小和位置,可以选择不同的治疗方法。比如肿瘤位于肾上腺区域,且体积比较小,与周围的大血管和脏器关系比较清晰的情况下。可以采用腹腔镜微创手术的方法进行切除。而如果体积比较大，并且长在主动脉和下腔静脉的附近，这时腹腔镜手术的难度就相对较大，除非特别对切口有非常高的要求，一般采用开放手术的方式进行切除。而比这些更加严重的病例，比如出现了包绕血管的情况，则必须要备足血管手术的器械、缝线和充足的血液，才能进行开放手术进行切除。手术切口会根据肿瘤的部位和大小进行选择，最常见的切口是腹部正中切口，也有一些情况，医生会选择经腰部的切口。体积较大的肿瘤，尤其对于包绕血管结构的肿瘤，存在相关较大的手术风险，腹腔镜下处理病变较为困难，可直接行开放手术。冯翔教授曾在国内率先提出对于包绕或压迫大血管的神经节细胞瘤，由于神经节细胞瘤是良性肿瘤，可以劈开瘤体后，分离出重要血管，避免将包绕的血管一起切除，大大降低了手术风险和手术难度，有利于患者的术后康复，也为患者和社会节约了医疗成本。另外，对于肿瘤体积较大的神经节细胞瘤，且位置位于腹膜后正中部位与血管关系较密切的瘤体，单纯选择腹部左侧或正中或右侧切口处理该类型的神经节细胞瘤均不太合适，且可能切口大、患者创伤大，笔者团队提出可以选择双侧入路切口处理该类的肿瘤（图62）。

神经节细胞瘤的"瘤品"较好，一般即使得了，很少出现转移等现象，手术切除后很少复发。神经节细胞瘤的大体标本通常为类圆形或分叶状包膜完整的实性肿瘤，质韧，切面均质，呈灰白色或灰黄色，部分病例可见灶性钙化或脂肪基质或出血，一般无出血、坏死、囊变。免疫组化染色能进一步明确肿瘤的组织学来源和鉴别良恶性。神经母细胞及不成熟组织的出现提示恶性可能。尽管有文献报道神经节细胞瘤可以恶变，但绝大多数神经节细胞瘤为高分化、预后良好的良性肿瘤，患者术后生存期较长，且较罕见出现术后复发转移。长海医院在近年来共手术治疗了100余例这一病理类型的肿瘤，其中约有不到5%的患者出现复发，并接受了二次手术。神经节细胞瘤虽然是良性

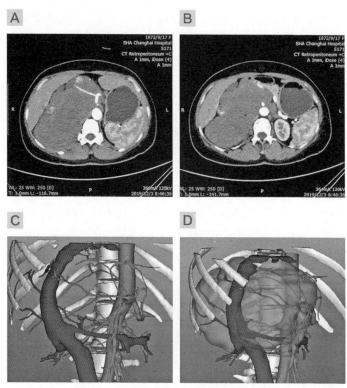

图62　一例包裹血管的节细胞神经瘤

肿瘤,在生物学行为及内分泌功能方面均呈惰性,但术后复查还是非常必要的,术后需定期进行基本的血常规血生化检查,及更重要的影像学检查,如CT检查、MRI检

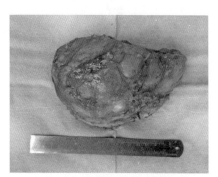

图63　节细胞神经瘤标本

查等。常规术后1个月复查,术后3年内,每3个月检查1~2次,3年后可每6个月进行1~2次复查。并应经常进行自我检查,注意异常消化道症状(食欲、食量、排便情况等)以及腹部异常包块(图63)。

听说有些神经来源的腹膜后肿瘤与基因变异有关，它会遗传吗？

（1）神经母细胞瘤：神经母细胞瘤是一种少见的肿瘤，通常发生于儿童，尤其是2岁以下的婴幼儿，成人极为罕见。神经母细胞瘤起源于肾上腺髓质或椎旁交感神经，儿童神经母细胞瘤发生于腹膜后的比例高于成人。神经母细胞瘤病因尚不明确，一般认为该病发病与染色体及基因变异有关，由于变异的成神经细胞无法正常成熟而不断生长分裂形成。绝大多数患者没有遗传倾向或家族史。神经母细胞瘤肿瘤的恶性程度较高，成人恶性程度较儿童更高。多数患者大部分肿瘤发病隐匿，症状大多缺乏特异性。患者的症状与体征与神经母细胞瘤的部位、肿瘤大小及性质、肿瘤是否扩散转移有关。大约65%的肿瘤起源于腹部，表现为腹胀、腹痛、腹泻或便秘、体重减轻等，查体可能触及腹部肿块。胸部占15%～20%，可表现为气喘、咳嗽或呼吸困难等。其他症状还包括厌食、皮肤肿块、贫血、疲劳、骨痛、高血压、焦虑等。儿童可表现为易激惹、爱哭闹、过度兴奋、眼眶淤青等。成人肿瘤生长较儿童缓慢，无症状时间较长，多以发热为首发症状，由于很多患者就诊时已经出现肿瘤的扩散转移，所以也可表现出累及部位的相关症状。

神经母细胞瘤很难作出早期诊断，医生需要进行血尿液检验、CT/MRI等影像学检查协助诊断，骨扫描和骨髓穿刺也是评估骨髓和骨骼转移的重要检查。确诊该肿瘤，还必须要做肿瘤组织的活检和病理检查。神经母细胞瘤的治疗方式较为复杂，需根据肿瘤的部位、大小、分期、染色体及基因变异、扩散转移情况，并结合患者年龄、身体情况综合评估肿瘤危险度分级，从而制定个体化治疗方案。对于低危患者，通常仅采用手术切除肿瘤，必要时可辅助化疗，放疗一般不需要。1岁以内患者有自行消退的趋势，可密切随访，不急于立即治疗。中危患者一般建议在化疗前或化疗中择期手术，必要时可以行二次手术。高危患者应先化疗后择期手术,术后也需化疗并结合自体干细胞移植和放疗。成人神经母细胞瘤就诊时多属于晚期,治疗难度较大,尽管如此,仍应考虑手术切除。但由于神经母细胞瘤趋于沿大血管及其分支扩展,故完整切除较为困难,只能尽量切除。成人神经母细胞瘤对化疗敏感性较儿童差,尤其对骨转移的患者。放疗对病变局部和转移灶均有一定效果,可以缓解症状、改善生活质量、提高生存期。对于进展较快的肿瘤,无论儿童和成人,均建议综合治疗,包括化疗、手术、局部放疗、造血干细胞移植、生物治疗等。免疫治疗、^{131}I-MIBG(间碘苄胍)等前沿治疗方案近年来也取得不断的进展和突破。总体来说,神经母细胞瘤恶性程度较高,总体预后较差,5年生存率仍低于40%。年龄较小(尤其是1岁以内)患者预后相对较好,成人神经母细胞瘤虽生长缓慢,但预后较儿童差。预后的影响因素包括发病年龄、肿瘤危险分级、对治疗的反应性等多个方面。患者应定期随访,一旦疾病复发及早治疗。

(2)神经纤维瘤病:神经纤维瘤病有时候会出现在腹膜后的区域,会被认为是"腹膜后肿瘤"的一种。它与前面讲的一些肿瘤所不同,神经纤维瘤病是一种常染色体显性遗传病,神经纤维瘤病生长的肿瘤是良性肿瘤,组织学上起源于周围神经鞘神经内膜的结缔组织。神经纤维瘤病多出现在皮下,表现为皮下的无痛的多发肿物,大多数患者会出现淡棕色、暗褐色或咖啡色的皮肤色素斑。大多数情况下不影响患者的生理功能。腹膜后的神经纤维瘤病相对比较少见。如若术后病理是神经纤维瘤病,后续需要如何治疗?因为这一疾病通常有一定的发展过程,在没有出现皮下的较为明显的结节的情况下,有一些患者是以"腹膜后肿瘤"作为最初发现的症状而接受治疗的。也就是说医生和患者都是在拿到术后的病理报告时才发现这个腹膜后肿瘤是神经纤维瘤病的一个表现。对于这样的患者,后续其实只需要定期随访即可,并不需要更加积极的治疗。后续只有在肿瘤影响患者的功能或者有一些症状的情况下才考虑进一步治疗。

98 **听着像是神经来源的副神经节瘤,为什么影响的却是人体的内分泌激素?**

　　分泌儿茶酚胺(肾上腺素、去甲肾上腺素、多巴胺)的肿瘤可分为肾上腺髓质嗜铬细胞来源的嗜铬细胞瘤以及肾上腺外交感神经节来源的副神经节瘤。副交感神经神经节来源的肿瘤通常也被称为副神经节瘤,但这类肿瘤一般不分泌儿茶酚胺。嗜铬细胞瘤由肾上腺来源,因此位于腹膜后部位,在术后明确其与肾上腺的关系之前,可能被认为是腹膜后肿瘤;副神经节瘤有一部分会出现在腹膜后,别称为腹膜后副神经节瘤。肿瘤中,嗜铬细胞瘤占80% ～ 85%,其余15% ～ 20%为副神经节瘤。嗜铬细胞瘤的恶性率约为10%,副神经节瘤的恶性率为15% ～ 35%或更高一些。但由于在临床表现、生物化学及组织病理学方面两者并没有明显区别,临床医生一般习惯于将两者统称为"嗜铬细胞瘤"。副神经节瘤还有一个别名"异位嗜铬细胞瘤",就是说肿瘤的性质是和嗜铬细胞瘤一样,但是生长的不是肾上腺,而是一个其他部位,所以叫"异位"。嗜铬细胞瘤的临床表现个体差异很大,这给诊断带来了困难,许多患者直至尸检时才发现被漏诊。该疾病的临床表现主要体现在机体对其分泌的儿茶酚胺的反应,也就是典型的阵发性血压升高伴有"头痛、心悸、多汗"三联征,严重时可导致高血压危象、心力衰竭、心肌病和心肌梗死等危及生命的症状,其他临床表现还包括面色苍白/潮红、呼吸困难、恶心呕吐、发热、体重减轻、焦虑、濒死感等(图64)。

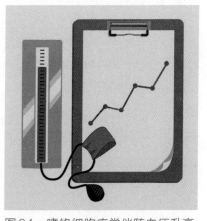

图64　嗜铬细胞瘤常伴随血压升高

　　嗜铬细胞瘤的诊断主要分

为定性诊断和定位诊断两部分。嗜铬细胞瘤的定性诊断：基于嗜铬细胞瘤分泌儿茶酚胺的特性，目前临床上主要依赖血及尿的儿茶酚胺及其代谢物的浓度测定来进行嗜铬细胞瘤的定性诊断，研究显示血儿茶酚胺检测诊断嗜铬细胞瘤的敏感性及特异性分别为84%和81%，尿儿茶酚胺测定分别为86%和88%。此外，为了进行鉴别诊断，有时候也会进行药理试验，主要包括以冷加压试验和胰高血糖素激发试验为代表的激发试验和以酚妥拉明试验和可乐定试验为代表的抑制试验。嗜铬细胞瘤的定位诊断：本病一旦确诊，必须进一步确定肿瘤的位置，因为大部分嗜铬细胞瘤均为良性，外科切除后便可痊愈，即使是恶性嗜铬细胞瘤，彻底的切除也可以延长患者的生存，CT是目前临床上进行嗜铬细胞瘤定位诊断的首选检查手段，在CT上嗜铬细胞瘤多表现为密度不均匀的类圆形肿块，出血区或钙化灶呈高密度，增强CT肿瘤实质明显强化，而坏死区无或略有强化。CT诊断肾上腺内嗜铬细胞瘤的敏感度高，但该方法特异度不高。除CT外，MRI也可用于嗜铬细胞瘤的诊断，其优势在于能获得原生三维断面成像，有利于观察肿瘤与周围组织的解剖关系，便于制定手术计划，但其敏感度和特异度和CT类似。同位素[131]I-MIBG闪烁扫描用于上述方法尚不能发现的嗜铬细胞瘤，MIBG是去甲肾上腺素的生理类似物，同位素标记的MIBG可被肾上腺素能囊泡吸收浓集，在闪烁扫描时既可以显示分泌儿茶酚胺的肿瘤和转移灶，也可以显示其他神经内分泌瘤，该方法灵敏度为73%～83%，但特异度为100%。

嗜铬细胞瘤的首选治疗是完整的手术切除。嗜铬细胞瘤一旦确诊定位，需要及时进行手术切除肿瘤，否则肿瘤有可能突然分泌大量儿茶酚胺而引起高血压危象，危及生命。术前需要进行充分的药物准备，术前常采用α受体阻滞剂如酚苄明、多沙唑嗪等使血压下降减轻心脏负担，同时使原来缩减的血管容量扩大，同时视病情需要可以合用硝苯地平、氨氯地平，若服药3～4天后发生心动过速或合并儿茶酚胺心肌病时可应用β受体阻滞剂如美托洛尔、阿替洛尔。良性嗜铬细胞瘤术后大多数可以治愈。术后1周患者血儿茶酚胺浓度下降至正常，1个月内多数患者血压恢复正常，术前常规的准备时间为14天，可根据患者血压变化情况适当延长或缩短，根据我们的经验良性嗜铬细胞瘤的复发率低于10%。恶性嗜铬细胞瘤的治疗首选仍是手术，原则上手术目的是为了根除原发肿瘤以及切除局部及远处的转移灶，有时由于肿瘤很难完全切除干净，可考虑进行减瘤手术，可以减轻肿瘤所致的临床症状。

术中需要特别警惕的就是"嗜铬细胞瘤/副神经节瘤危象"，又有人将其称为"高血压危象"。顾名思义，就是术中出现高血压为主的一些危险的情况，但其实并不只限于高血压也不仅限于术中。嗜铬细胞瘤危象发生率约为10%，临床表现可为严重高血压或高、低血压反复交替发作；出现心、脑、肾功能障碍，如心肌梗死、心律失常、休克；呼吸窘迫、脑血管意外、癫痫；肠梗阻、肠缺血；肝肾衰竭等：严重者导致休克，甚至死亡。大部分的嗜铬细胞瘤血供非常丰富，在手术中可能出现大出血的风险很高，同时由于嗜铬细胞瘤和副神经节瘤内部存在大量的血管活性物质，也就是那些可以升高血压的内分泌物质，术前或术中挤压或碰撞肿瘤、使用某些药物（如糖皮质激素、β受体阻滞剂、胃复安、麻醉药）及创伤可能引起高血压危象，在手术切除肿瘤后，又由于血管活性物质突然消失，血压又可能出现非常低的情况，表现为严重高血压或高、低血压反复交替发作。在我们的临床工作中，经常可以见到血压一会儿升高到200多毫米汞柱，一会儿又下降到50多毫米汞柱的情况，这对患者的心脑血管是一个非常大的考验，有个别患者会出现非常严重的并发症，并导致患者脑出血、循环衰竭、肾脏衰竭等情况，甚至出现死亡。而手术的结束并不代表危险的过去，术后的恢复仍然是非常危险的阶段，需要进入危重症监护室并接受精细的调整。如何预防和应对这种危象呢？这就需要具有丰富经验的手术医师在术前进行充分的准备，术中进行"轻柔、精准、快速"的操作，又要轻柔又要快速，实在是非常难把握的一个尺度，有些像在刀尖上舞蹈。同时，还需要高水平的麻醉团队进行良好的循环管理，可以说麻醉医生在有些情况具有决定性的作用。

恶性嗜铬细胞瘤除手术外还有哪些治疗手段？其效果如何？放射性核素治疗可用于无法手术或多发转移、MIBG或奥曲肽显像阳性者。由于MIBG是去甲肾上腺素的生理类似物，故此可以利用 ^{131}I-MIBG 治疗恶性嗜铬细胞瘤，研究显示 ^{131}I-MIBG 对于中小体积肿瘤的治疗效果较好，每克肿瘤组织的吸收剂量也与疗效存在极大的相关性。治疗后患者的5年生存率为45%及64%，而平均无进展生存期分别为23.1个及28.5个月。此外由于嗜铬细胞瘤表达生长抑素受体，因此基于生长抑素类似物奥曲肽及兰瑞肽的放射性药剂也开始应用。但同 ^{131}I-MIBG 治疗一样，此种治疗方法只适用于那些对放射性核素高摄取的肿瘤患者。而相较于一种放射性核素治疗，两种放射性疗法结合也许会有更好的疗效及更少的副作用。化学疗法适用于那些不宜手术及对放射性核素治疗不敏感的患者。联合化疗的效果较好，常用方案为环磷酰胺（C）750 mg·m^{-2}（第1天）、长春新碱（V）1.4 mg·m^{-2}（第1天）、达卡巴嗪600 mg·m^{-2}（第1、2天）静脉注射，21～28天为1个疗程。但研究显示联合化疗组的生存期并不优于对照组。因此，联合化疗的优点在于改善症状，也许并不能延长远期生存时间。分子靶向治疗则以酪氨酸激酶受体的强效抑制剂舒尼替尼为代表，数个研究表明其可用于恶性嗜铬细胞瘤的治疗并取得了相对较好的疗效，但是研究病例数较少，证据不充分。索拉菲尼也是多种酪氨酸激酶受体抑制剂，目前已被用于治疗肾癌及肝癌。研究显示，在小鼠嗜铬细胞瘤异种移植模型中，索拉菲尼及舒尼替尼均显示了良好的疗效，也有个案报道有患者受益于索拉菲尼的治疗，但仅限于个案，其证据仍不充分。此外，还有许多分子靶向药应用于恶性嗜铬细胞瘤的研究正在进行当中，这些药物的疗效有待进一步研究。根据2016年发布的嗜铬细胞瘤/副神经节瘤诊断治疗专家指南，推荐所有嗜铬细胞瘤/副神经节瘤患者接受基因检测，并根据肿瘤的定位和表现选择不同的基因检测，建议对所有恶性的嗜铬细胞瘤/副神经节瘤患者进行SDHB基因检测，对于所有家族史的患者进行更为全面的基因检测。这些结果可能会帮助我们更好地评估当前患者的预后和治疗手段，同时还可以帮助患者的具有潜在遗传病风险的家属的筛查。嗜铬细胞瘤和副神经节瘤的预后与年龄、良恶性、有无家族史及治疗是否及时有关，良性者5年生存率＞95%，但约50%患者仍持续高血压。复发率为6.5%～17%，复发者恶性率约50%，家族性、肾上腺外及右侧者更易复发。

99 生殖系统来源的肿瘤是怎样跑到腹膜后去的？

（1）腹膜后畸胎瘤：要知道什么是腹膜后畸胎瘤，首先要跟大家介绍一下畸胎瘤。畸胎瘤是一种生殖肿瘤疾病，属于真性肿瘤，而非畸形组织或者畸生胎。在胚胎发育过程中，一些具有很强生长发育潜力的胚胎组织或细胞脱落下来，在胚胎早期就可以生长成为畸胎瘤，因此，一般认为畸胎瘤来源于胚芽细胞。畸胎瘤多见于婴儿或儿童，成人畸胎瘤也可能起源于婴幼儿时期，女性发病率高于男性。畸胎瘤好发于骶尾部、卵巢、睾丸、前纵隔、腹腔及腹膜后。顾名思义，腹膜后畸胎瘤是位于腹膜后这个部位的畸胎瘤，多发生在脊柱两侧和骶前部，由于腹膜后间隙比较隐匿，肿瘤可能生长了数年甚至数十年才被发现。腹膜后畸胎瘤较为少见，约占腹膜后肿瘤的7.7%。畸胎瘤的病理分类主要有良性、恶性及混合性3种。根据分化程度，分为成熟与非成熟畸胎瘤。良性畸胎瘤由已成熟的分化组织构成，大多为由毛发、皮肤组织及脂肪分泌过多；恶性畸胎瘤由未成熟的组织构成，则称为畸胎癌或卵黄囊癌。混合性畸胎瘤由成熟和未成熟组织混合而成。畸胎瘤的良恶性需要手术切除后做病理检查才能够明确。总的来说，腹膜后畸胎瘤以良性多见，恶性占20%～30%。成人腹膜后畸胎瘤的良恶性与年龄有关，年龄高的患者恶性占比更高，可能和成人畸胎瘤恶变过程较漫长有关。

腹膜后畸胎瘤的临床表现和其他腹膜后肿瘤有很多相似性，临床症状较少，且多不典型。由于肿瘤大多长期缓慢生长，多数患者就诊时没有明显不适，于健康体检或检查其他疾病时发现。有些畸胎瘤可短期内迅速增大或压迫近邻近脏器，可出现相应症状。查体可发现腹部或骶前肿块，肿物活动度小，质地囊性或不均。混合性肿物有些部位触诊呈质软囊性，而有些部位则质地坚硬。如当瘤体压迫消化道可出现腹胀腹痛，推挤膈肌可出现呼吸困难，肿瘤侵犯肠道、尿路可出现排便、排尿异常等。如患者出现肿瘤标志物如AFP升高，类癌综合征如皮肤潮红、腹泻，男性患者出现乳腺发育时，考虑肿瘤恶变。腹膜后畸胎瘤具有恶变的潜能，因此治疗原则是尽早手术彻底切除。对于良性畸胎瘤，为防止复发及恶变，应做彻底手术切除，手术后不需要做放、化疗。良性畸胎瘤切除后大多预后较好，少数反复复发患者接受多次手术后发生恶变。恶性畸胎瘤更应彻底切除以降低复发转移风险、延长生存期。术前应完善CT、MRI等影像学检查和相关肿瘤标志物及性激素检验，评估肿瘤性质和组织器官的侵犯情况，考虑恶变者可行肿瘤穿刺活检做病理检查。术前不能明确良恶性的患者，医生可以在手术中进一步评估，如术中发现肿瘤血管丰富、与周围组织脏器粘连或肿瘤内黏液成分较多时，会考虑肿瘤恶变，将适当扩大切除范围，必要时切除受累的器官和组织，尽可能避免肿瘤残留。恶性畸胎瘤可考虑联合放疗和化疗，但放化疗效果较差。恶性畸胎瘤的预后与恶性程度关系密切，恶性程度越高，预后较差。复发的腹膜后恶性畸胎瘤仍应接受手术治疗。

（2）**精原细胞瘤**：精原细胞瘤起源于睾丸原始生殖细胞，为睾丸最常见的肿瘤发生部位，多发生于中年以后，常为单侧性，右侧略多于左侧。而腹膜后的精原细胞瘤非常罕见，就组织的来源而言，很多情况下是隐睾的患者，未能正常下降的睾丸发生恶变，而出现的精原细胞瘤。同时，睾丸正常的患者，睾丸原发的精原细胞瘤转移到腹膜后的区域，也可能被首先诊断为腹膜后精原细胞瘤。此外，有些患者的双侧睾丸正常，并没与什么病变，肿瘤是从腹膜后的区域直接生长出来的。那么腹膜后这个区域有哪些组织可以发生这一肿瘤呢？有学者认为，这些肿瘤来源于胚胎发生过程中沿泌尿生殖嵴迁移的生殖细胞。精原细胞瘤在临床上没有什么特异的表现，因此也是腹膜后肿瘤患者中比较难在手术前得到确诊的一类肿瘤。因此，有很多学者也认为，针对怀疑存在这一类型的肿瘤的患者，非常推荐进行术前穿刺帮助明确诊断。我们认为，在判断肿瘤可以基本完全切除的情况下，可以不考虑先进行穿刺，只有在判断手术无法完整切除的情况下才考虑优先进行穿刺（图65、图66）。

相对于腹膜后的其他恶性肿瘤，精原细胞瘤的治疗存在一个比较

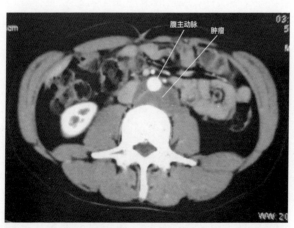

图65　精原细胞瘤转移到腹膜后，肿瘤与腹主动脉关系密切

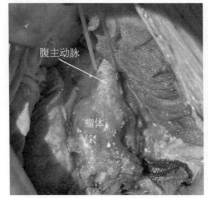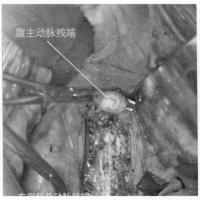

图66 采用了联合血管切除、置换人工血管的方法完整切除肿瘤

特殊的地方,就是精原细胞瘤对于放疗的敏感性比较高。很多患者可以采用放疗获得很好的治疗效果。有研究报道超过一半的患者可以通过单纯地使用放疗技术获得完全的治愈。但是如果肿瘤的直径超过 5 cm,那么使用放疗有效的比例就相对低一些。对于不能手术完全彻底切除、放疗不敏感的患者,也可以考虑顺铂为主的化学治疗。如果得到及时、有效的治疗,精原细胞瘤的患者五年生存率可能达到一半以上,并且有部分患者可以通过外科手术、放疗、化疗等实现根治。但是如果比较晚期,肿瘤无法进行彻底的切除并且伴随远处的转移,就可能预后比较差。需要注意的是,在治疗这一疾病时应该多考虑多个学科的联合,才可能获得更好的疗效。

100 **除了前文提到的肿瘤来源,还有哪些"小众的"腹膜后组织也会长肿瘤?**

(1)**胃肠外间质瘤**:胃肠道间质瘤是胃肠道常见的间叶源性肿瘤。胃肠外间质瘤,是指那些来源不是胃肠的间质瘤,相对胃肠间质瘤发病率更低。胃肠道间质瘤常发生于50岁以上的人群。发病部位比较广泛,从食管到肛门均可出现,也可以发生于胃肠道外、网膜及系膜等部位,其中胃和小肠最为多见,60%～70%发生于胃部,20%～30%发生于小肠,近年来在肠系膜、大网膜、肝脏及女性阴道等处也发现了间质瘤。发病原因目前认为跟基因突变有关,而与环境因素、饮食因素关系不密切。临床上未观察到该病有明确的遗传倾向。胃肠道间质瘤是具有潜在恶性倾向的侵袭性肿瘤,肿瘤性质可以从良性至恶性变化。总的来说,胃肠道间质瘤的临床表现与肿瘤大小、生长部位、肿瘤性质相关。体积较小的间质瘤临床表现不明显,往往体检时偶然发现。胃间质瘤较大时会引起腹胀、腹痛、进食困难等症状。小肠间质瘤多由于患者出现肠梗阻症状被发现,如腹痛、腹胀、停止排气、排便等。肿瘤可以表现为向腔内或腔外生长,腔内生长更易引起肠梗阻症状。胃肠道间质瘤往往血供丰富,生长过快时易出现局部溃疡、坏死,若破溃于胃肠腔则引起呕血、黑便,如果破裂入腹腔则引起腹腔出血,可呈腹紧张、腹痛及贫血症状。食管间质瘤主要表现为进食哽噎困难,需要与食管癌鉴别。结直肠间质瘤较少见,表现为排便习惯改变如次数增多、排便困难,少数患者大便带血。

对于局限性和预期可切除的胃肠道间质瘤,手术切除是首选治疗方案,手术前一般不需要做穿刺活检。对于难以切除或需要联合脏器切除的肿瘤,手术前应考虑穿刺活检明确病理诊断,决定术前是否行分子靶向药物治疗,待肿瘤缩小后尽快行手术。位于特殊部位的间质瘤,如直肠、胃食管结合部、十二指肠,肿瘤一旦增大,保留肛门、贲门的手术难度增加,或增加联合脏器切除的风险,应积极行手术治疗。如果胃肠道间质瘤引起完全性肠梗阻、消化道穿孔、严重的消化道出血或腹腔出血,都须急诊手术。对于复发或转移性肿瘤,未行分子靶向治疗或治疗有效者,若估计可以切除所有复发转移病灶,则建议手术切除所有病灶并联合药物治疗。开腹手术是胃肠道间质瘤最常用的手术方式。根据肿瘤部位、大小可考虑腹腔镜手术，腹腔镜手术不适合体积过大、手术风险较高的肿瘤。内镜治疗不易完整切除，且并发症发生率高，不作为常规推荐。一般认为，以下患者建议做术前分子靶向治疗：肿瘤体积巨大、术前估计难以切除、可能损害重要脏器功能、需联合多脏器切除以及复发转移切除困难者等。术前的分子靶向治疗推荐先进行基因检测，并根据检测结果决定分子靶向药物伊马替尼的初始剂量。术前治疗时间在6～12个月较为适宜，并每2～3个月评估疗效。如果用药后肿瘤进一步进展，应综合评估病情，可能切除病灶的患者，可考虑停用药物、尽早手术。一般建议术前两周停用分子靶向药物；手术之后，原则上患者胃肠道功能恢复且能耐受药物治疗，应尽快后续药物治疗。术后辅助治疗前，应评估患者危险度分级和基因分型，具有中高危复发风险的患者建议辅助治疗，伊马替尼对有些基因分型的肿瘤无效。对于中度复发风险的肿瘤，非胃来源的肿瘤危险度更高，需要伊马替尼治疗3年，而胃来源的肿瘤，伊马替尼治疗1年。对于高度复发风险的肿瘤，辅助治疗时间至少3年，根据病情可以考虑延长辅助治疗时间。如果患者在伊马替尼辅助治疗期间出现肿瘤复发或转移，考虑伊马替尼耐药，应遵循医嘱调整治疗方案；伊马替尼治疗结束后出现间质瘤复发或转移，后续的最佳治疗方案目前还没有统一的认识。

（2）原始神经外胚层肿瘤：这个肿瘤的名字很长，也让很多年轻医生摸不到头脑。在临床很多报道中，其英文简写PNET（primitive neuroectodermal tumor）。PNET是一种罕见的高度恶性的神经系统肿瘤，在腹膜后出现时，通常具有比较高的恶性程度，肿瘤的生长通常是浸润性的，预示着患者的预后并不太好。与一些在影像学上具有鲜明特点的肿瘤不同，原始神经外胚层肿瘤在影像学上的特点不够明显，同时又由于其发病率比较低，因此绝大多数患者都是在获得了病理诊断的时候才得到确诊。对于能够手术的患者而言，通常是在手术切除后的病理中可以获得诊断,而对于判断手术切除存在困难的患者,更多是通过穿刺获得病理。手术切除为最主要的治疗方法,并需要辅助放疗化疗等手段。如果能够获得肿瘤的完整切除,患者的复发率就比较低,并且复发的时间也相对较长。术后采用放疗或者化疗的辅助手段,能够有效地延长患者的生存时间。其次,对于外科无法切除的患者,采用放疗、化疗等治疗方法。化疗的主要防范是CAV法,也就是环磷酰胺+阿霉素+长春新碱,CAVD法也就是在上面三种药物的基础上再增加一个更生霉素。原始神经外胚层肿瘤的治疗效果如何?很遗憾地讲,原始神经外胚层肿瘤的治疗效果不好。大多数患者可能在2～3年的时间内死亡,其中一年内就死亡的患者占到一半以上,如果确诊的时候已经出现了转移,则患者的生存时间仅为6个月内的比例非常高。但是随着新的生物技术的发展,靶向药物的不断增多,基因检测技术的普及,有些患者可以在传统的诊疗手段基础上采用一些个体化治疗的方案,有希望能够获得比传统治疗更好的效果。

（3）淋巴管囊肿:淋巴管囊肿也称为淋巴管瘤,是一种良性肿瘤,有人将它们分为几个类型分别是单纯性淋巴管瘤,海绵状淋巴管瘤,和囊状淋巴管瘤,其中最多见的就是囊状瘤。淋巴管囊肿的症状通常不典型,主要是出现一些腹痛腹胀,在一些特殊情况下才会导致脏器功能障碍。查体方面,这一肿瘤由于是质地柔软的,在按压时常常无法触及非常明确的肿块。在临床检查方面,可疑表现为体积较大、形态不规则、边界清晰的囊样结构。采用B超、CT一般可以获得较为明确的诊断。如果淋巴管囊肿的体积并不大,可以暂时进行观察,如果也没有明显的症状可以暂不进行手术,待囊肿体积增大时再考虑手术,如果肿瘤体积不断增大,或者伴随有一定器官功能受到影响则可以考虑手术进行切除。切除时,由于其与腹膜后淋巴管道系统相通,因此术中应尽量找到其沟通相连的通道并给予结扎。如果无法明确找到相连通道，或相连通道较多，则尽量使用电凝等方法尽可能封闭其再通的通道。淋巴管囊肿的预后怎么样？正是由于刚刚提到的问题，淋巴管囊肿在术后还存在复发的可能性，很多患者在切除后，会出现大量淋巴液渗出的情况，如果能通过短时间内的禁食配合静脉营养，可以显著的降低淋巴液的渗出，则可以获得比较好的效果。如果采用上述方法后没有有效的效果，则可考虑使用放疗的方法将可能的淋巴管的漏口进行封堵。由于这是一种良性的肿瘤，因此患者的寿命通常不会因为这一肿瘤产生影响，但是这一肿瘤存在复发、再发的风险，主要的原因可能是生理和解剖的变异，即使再次发生，也可以通过多种的方式进行再次治疗（图67，图68）。

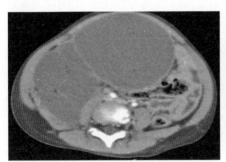 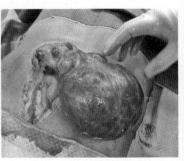

图67　一例典型的囊性淋巴管囊肿病　图68　淋巴管囊肿术中可看到历的CT检查结果　　　　　　　囊壁及囊内的淋巴液